老年糖尿病

DIABETES IN OLDER ADULTS
An Issue of Clinics in Geriatric Medicine

人民卫生出版社
·北京·

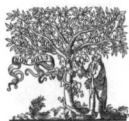

ELSEVIER

Elsevier (Singapore) Pte Ltd.
3 Killiney Road
#08-01 Winsland House I
Singapore 239519
Tel:(65) 6349-0200
Fax:(65) 6733-1817

This translation of Diabetes in Older Adults: An Issue of Clinics in Geriatric Medicine
by S. Sethu K. Reddy was undertaken by People's Medical Publishing House and is
published by arrangement with Elsevier (Singapore) Pte Ltd.
Diabetes in Older Adults: An Issue of Clinics in Geriatric Medicine by S. Sethu K. Reddy
由人民卫生出版社进行翻译, 并根据人民卫生出版社与爱思唯尔(新加坡)私人有
限公司的协议约定出版。

《老年糖尿病》(郭立新、潘琦 主译)
ISBN: 978-7-117-38243-4

老年糖尿病

DIABETES IN OLDER ADULTS
An Issue of Clinics in Geriatric Medicine

主　编　S. Sethu K. Reddy

主　译　郭立新　潘　琦

副主译　王晓霞　李　慧

人民卫生出版社
·北京·

图书在版编目（CIP）数据

老年糖尿病 /（美）S. 塞图·K. 雷迪
(S. Sethu K. Reddy) 主编；郭立新，潘琦主译 .
北京 ：人民卫生出版社，2025. 7. -- ISBN 978-7-117
-38243-4

Ⅰ . R587. 105
中国国家版本馆 CIP 数据核字第 20255SD373 号

人卫智网	www.ipmph.com	医学教育、学术、考试、健康，购书智慧智能综合服务平台
人卫官网	www.pmph.com	人卫官方资讯发布平台

图字：01-2023-0518 号

老年糖尿病
Laonian Tangniaobing

主　　译：郭立新　潘　琦
出版发行：人民卫生出版社（中继线 010-59780011）
地　　址：北京市朝阳区潘家园南里 19 号
邮　　编：100021
E - mail：pmph @ pmph.com
购书热线：010-59787592　010-59787584　010-65264830
印　　刷：廊坊一二〇六印刷厂
经　　销：新华书店
开　　本：710×1000　1/16　印张：12
字　　数：215 千字
版　　次：2025 年 7 月第 1 版
印　　次：2025 年 8 月第 1 次印刷
标准书号：ISBN 978-7-117-38243-4
定　　价：80.00 元

译者名单（按姓氏笔画排序）

马燕华　北京协和医学院,北京医院

王文博　首都医科大学附属北京潞河医院

王伟好　北京医院

王振兴　北京大学医学院,北京医院

王晓霞　北京医院

邓明群　北京医院

冯鑫源　中国人民解放军中部战区空军医院

乔修琪　北京协和医学院,北京医院

乔静涛　中国人民解放军总医院第一医学中心

刘　砺　北京医院

李　慧　北京医院

李田园　清华大学北京清华长庚医院

李朦朦　首都医科大学附属北京康复医院

吴晓莹　北京大学医学院,北京医院

何清华　北京医院

张　洁　北京医院

张丽娜　北京医院

陈　焕　北京协和医学院,北京医院

陈鑫大　北京老年医学研究所,北京医院

赵佩伊　北京协和医学院,北京医院

段晓晔　北京医院

洛静旖　北京医院

费思佳　北京医院

郭立新　北京医院

黄婧荷　武汉大学医学部,武汉大学中南医院

曹嘉明　北京市通州区次渠社区卫生服务中心
尉　然　青岛大学
董泽海　北京协和医学院,北京医院
满富丽　北京医院
樊静雯　北京医院
潘　琦　北京医院

编者名单

EDITOR

S. SETHU K. REDDY, MD, MBA
Professor and Chair of Medicine, Professor, Department of Internal Medicine, Central Michigan University College of Medicine, Mount Pleasant, Michigan, USA

AUTHORS

AHMED ABDELHAFIZ, MD, FRCP
Department of Geriatric Medicine, Rotherham General Hospital, Rotherham, United Kingdom

CHARLES M. ALEXANDER, MD
Alexander Associates LLC, Gwynedd Valley, Pennsylvania, USA

RAWAN AMIR, MBBS
Internal Medicine Resident, Central Michigan University, Saginaw, Michigan, USA

SANJEEB BHATTACHARYA, MD, FACC
Section of Heart Failure and Cardiac Transplant Medicine, Cleveland Clinic, Cleveland, Ohio, USA

GEORGIA M. DAVIS, MD
Assistant Professor, Department of Medicine, Division of Endocrinology, Emory University School of Medicine, Atlanta, Georgia, USA

KRISTEN DeCARLO, MD
Endocrinology Fellow, Division of Endocrinology, Metabolism and Molecular Medicine, Northwestern University Feinberg School of Medicine, Chicago, Illinois, USA

JERRY ESTEP, MD, FACC, FASE
Section Head, Section of Heart Failure and Cardiac Transplant Medicine, Cleveland Clinic, Cleveland, Ohio, USA

CHARLES FAIMAN, MD, FRCPC, MACE
Retired, Head, Department of Endocrinology, Cleveland Clinic, Cleveland, Ohio, USA

ARDESHIR HASHMI, MD, FACP
Center for Geriatric Medicine, Endowed Chair for Geriatric Innovation, Cleveland Clinic Center for Geriatric Medicine, Cleveland, Ohio, USA

BYRON J. HOOGWERF, MD, FACP, FACE
Retired Staff, Diabetes, Endocrinology and Metabolism, Cleveland Clinic, Cleveland, Ohio, USA; Clinical Professor, Central Michigan University, College of Medicine, Mount Pleasant, Michigan, USA

MARK PAUL MᴀᴄEACHERN, MLIS
Informationist, Taubman Health Sciences Library, University of Michigan, Ann Arbor, Michigan, USA

ALESSANDRO MANTOVANI, MD
Section of Endocrinology, Diabetes, and Metabolism, University and Azienda Ospedaliera Universitaria Integrata of Verona, Verona, Italy

ADI MEHTA, MD, FRCPC, FACE
Endocrinology and Metabolism Institute, Cleveland Clinic, Cleveland, Ohio, USA

FRANCISCO J. PASQUEL, MD, MPH
Assistant Professor, Department of Medicine, Division of Endocrinology, Emory University School of Medicine, Assistant Professor of Medicine, Emory University, Atlanta, Georgia, USA

SATHYA REDDY, MD
Staff Physician, Cleveland Clinic, Lorain, Ohio, USA

S. SETHU K. REDDY, MD, MBA
Professor and Chair of Medicine, Professor, Department of Internal Medicine, Central Michigan University College of Medicine, Mount Pleasant, Michigan, USA

ALAN SINCLAIR, MSc, MD, FRCP
Foundation for Diabetes Research in Older People, Diabetes Frail Ltd, Droitwich Spa, United Kingdom; Kings College, London, United Kingdom

RAM D. SRIRAM, PhD
National Institute of Standards and Technology

SARA SUHL, BS
Research Associate, dQ&A Diabetes Research, San Francisco, California, USA

KHINE SWE, MD
Resident Physician, St. Mary's Ascension, Central Michigan University College of Medicine, Saginaw, Michigan, USA

MENGHEE TAN, MD
Professor Emeritus, Division of Metabolism, Endocrinology and Diabetes, Department of Internal Medicine, University of Michigan, Ann Arbor, Michigan, USA

GIOVANNI TARGHER, MD
Section of Endocrinology, Diabetes, and Metabolism, University and Azienda Ospedaliera Universitaria Integrata of Verona, Verona, Italy

ZEHRA TEKIN, MD
Clinical Fellow, Endocrinology, Diabetes and Metabolism Institute, Cleveland Clinic Foundation, Cleveland, Ohio, USA

GUILLERMO E. UMPIERREZ, MD, CDE
Professor, Department of Medicine, Division of Endocrinology, Emory University School of Medicine, Atlanta, Georgia, USA

AMISHA WALLIA, MD, MS
Assistant Professor, Division of Endocrinology, Metabolism and Molecular Medicine, Northwestern University Feinberg School of Medicine, Chicago, Illinois, USA

ROBERT S. ZIMMERMAN, MD, FACE
Clinical Assistant Professor of Medicine, Vice Chairman, Director of Diabetes Center, Endocrinology, Diabetes and Metabolism Institute, Cleveland Clinic Foundation, Cleveland, Ohio, USA

GIACOMO ZOPPINI, MD, PhD
Section of Endocrinology, Diabetes, and Metabolism, University and Azienda Ospedaliera Universitaria Integrata of Verona, Verona, Italy

译者序

当今社会,人口老龄化已成为全球性的趋势。随着年龄的增长,老年人的身体机能逐渐衰退,各种慢性疾病的发生率也显著增加。糖尿病作为一种常见的慢性疾病,在老年人群中尤为普遍。它不仅影响患者的生活质量,还可能引发多种并发症,给患者及其家庭带来沉重的负担。因此,深入研究和探讨老年糖尿病的诊断、治疗和管理,对于提高老年人的健康水平和生活质量具有重要意义。

老年糖尿病患病率高,并发症和共患疾病多,具有其临床特殊性,正确认识和规范处理尤为重要。本书汇聚了众多国际知名专家的智慧和经验,从疾病的诊断、治疗到并发症的管理,从生活方式的调整到药物治疗的优化,从认知功能障碍的影响到人工智能技术的应用等方面,全面、系统地介绍了老年糖尿病所面临的难点和应对策略,内容丰富,涵盖了老年糖尿病领域的研究成果和临床实践经验。这些内容不仅为临床医生提供了宝贵的参考,也为研究人员和相关专业人士提供了深入研究的思路和方向。

在翻译过程中,我们深刻体会到老年糖尿病的复杂性和异质性。如何在控制血糖的同时,兼顾其他疾病的治疗,避免药物间的相互作用,减少并发症的发生,是我们在临床实践中需要不断思考和探索的问题。书中对这些问题进行了深入的探讨,并提出了许多有价值的建议和策略,为我们提供了有益的借鉴。书中还特别强调了生活方式干预在老年糖尿病管理中的重要性。随着年龄的增长,老年人的生活方式和饮食习惯往往难以改变,但通过合理的饮食、适量的运动和良好的心理调节,仍然可以有效地控制血糖水平,改善生活质量。书中详细介绍了如何根据老年人的身体状况和生活习惯制订个性化的生活方式干预方案,这对于我们在临床实践中开展健康教育和指导具有重要的指导意义。书中还对老年糖尿病领域新技术的应用进行了展望,探讨了它们在老年糖尿病管理中的潜力和前景。我们相信,随着这些技术的不断发展和完善,老年糖尿病的管理未来将更加智能化、个性化和高效化。

作为本书的主译,有幸带领团队将这部优秀的英文专著翻译成中文,使其能够为更多的中国读者所了解和使用。在翻译过程中,我们始终秉持着严谨、准确、通俗易懂的原则,力求将原书的精髓完整地呈现给读者。在这里,要感谢翻译团队成员的辛勤付出和无私奉献,感谢人民卫生出版社对本书出版的大力支持。我国是一个老年糖尿病人群众多的国家,老年糖尿病相关的很多问题亟待解决。我相信,本书的出版将为临床医生、研究人员提供一本富有价值的参考书籍。希望通过这本书的出版,能够唤起全社会对老年糖尿病的进一步关注和重视,为改善老年糖尿病患者的防治现状作出贡献。

郭立新　潘　琦

2025 年 3 月 18 日

原著前言

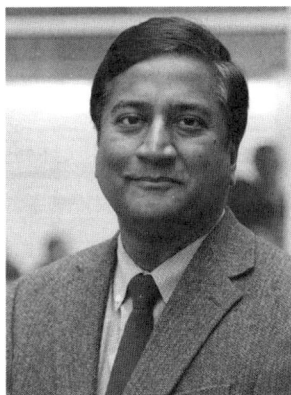

S. Sethu K. Reddy
主 编

　　人类社会正面临老龄化现象,2015 年,60 岁及以上的人口高达 9.01 亿,其中大多数人生活在发达国家。预计到 2050 年,这一数字将增加一倍以上,达到 21 亿(即全球人口的 20%)。80 岁以上人口的增长速度比一般老年人口更快。2015 年,约有 14% 的老年人口(1.25 亿)年龄在 80 岁及以上,预计到 2050 年这一数字将增加两倍,达到 4.34 亿(约占老年人口的 20%)[1]。老龄化现象给医疗保健和社会服务支持体系带来了巨大的压力。

　　随着人类寿命的延长,我们必须重视老龄化相关问题。心肾问题不容忽视,我们必须考虑现有策略在改善老年人心脏健康和保护肾脏方面的作用。充血性心力衰竭和糖尿病是老年人常见的合并症,我们对这两种疾病间的相互作用有了不断深入的了解。优化这两种疾病的管理策略应能提高患者的生活质量并延长寿命。

　　预防糖尿病和心脏病可能涉及更为积极地治疗非酒精性肝脂肪变性或非酒精性脂肪性肝病。几十年前我们便已经知道他们之间的关联,但我们似乎现在才开始进行医疗干预,希望通过干预改变这一常见但却常被遗忘的疾病的自然进程。

　　我们需要应对的严峻医疗状况包括认知能力下降和糖尿病的双重困境。随着我们在预防心脏病、骨质疏松症和肾衰竭方面取得更多的成就,患者年龄越来越大,认知能力下降得更厉害,这导致糖尿病治疗方案的实施难度更大。病理生理学研究显示低血糖和认知能力下降存在双向作用,低血糖可能导致认知能力下降,反之,认知能力下降也可能导致发生低血糖的风险增加。除了低血糖的风险,我们还必须熟悉现有治疗手段在老年人不断变化的生理状况中的利和弊。

技术和人工智能的融入会提供很大的帮助。预防低血糖、开发闭环系统、提高治疗的依从性以及确保患者安全等都将改善糖尿病管理并提升患者与其家人的生活质量。

非常感谢我优秀的朋友和同事们为本书内容贡献了积累多年的临床经验。希望本书中兼具启发性与实用性的知识能为你的老年糖尿病诊疗工作提供帮助。

S. Sethu K. Reddy

CMU College of Medicine

CMED 2419

Mt. Pleasant, MI 48859, USA

E-mail address:

sethu.reddy@cmich.edu

参考文献

1. United Nations. World population ageing 2017 - highlights. Available at: https://www.un.org/en/development/desa/population/publications/pdf/ageing/WPA2017_Highlights.pdf. Accessed June 8, 2020.

目　录

第 1 章　老年糖尿病的诊断 ……………………………………………… 1

第 2 章　老年糖尿病患者的非胰岛素治疗方法 ………………………… 7

第 3 章　老年患者的低血糖症 …………………………………………… 18

第 4 章　老年 2 型糖尿病患者的认知功能障碍：关联、风险和

临床意义 ……………………………………………………… 31

第 5 章　糖尿病和痴呆的管理 …………………………………………… 42

第 6 章　肾脏评估及保护 ………………………………………………… 53

第 7 章　糖尿病和心力衰竭 ……………………………………………… 69

第 8 章　治疗血脂异常对老年糖尿病患者动脉粥样硬化性心脏病

一级预防的作用 ……………………………………………… 79

第 9 章　改善 2 型糖尿病患者的依从性 ………………………………… 103

第 10 章　老年高血糖和糖尿病住院患者的管理 ……………………… 117

第 11 章　糖尿病护理的未来——人工智能和数字工具 ……………… 140

第 12 章　非酒精性脂肪性肝病对老年糖尿病患者的影响 …………… 153

第1章 老年糖尿病的诊断

S. Sethu K. Reddy

在美国,每10名成年糖尿病患者中有4人年龄在65岁及以上。老年糖尿病患者很可能无症状,但仍有较高的心血管疾病风险。新的关注点应包括住院和长期护理机构的老年人新诊断糖尿病的问题。引起老年人糖尿病发病率增加的病理生理机制涉及多重因素,其中主要诱因包括代谢综合征高发、胰岛素分泌功能障碍和外周胰岛素抵抗。为老年糖尿病患者提供更具成本效益比的照护具有社会效益。

关键词:诊断;筛查;葡萄糖耐量异常;空腹;餐后;口服葡萄糖耐量试验;糖化血红蛋白;葡萄糖调节

要点

- 在美国及其他地区,老年糖尿病患者的疾病负担正在持续加重。
- 2型糖尿病发展的病理生理因素在老年人中似乎更为突出。
- 老年糖尿病患者可能没有症状,所以对风险指数高的个体必须保持高度怀疑并进行糖尿病筛查。
- 根据全球公认的标准来诊断糖尿病,即空腹血糖值、口服葡萄糖耐量试验2小时结果或糖化血红蛋白值。

引言

老年糖尿病是一项逐渐普遍的临床挑战[1]。糖尿病被认为是导致老年人死亡的第六大常见原因[2],但由于死亡证明上未将糖尿病列入三种死亡原因中,这一数据很可能被低估[3]。对于65岁以上罹患糖尿病的患者,预期寿命可能会缩短4年[4]。老年糖尿病患者的死亡率与空腹血糖波动性和糖化血红蛋白(hemoglobin A1c,HbA1c)水平密切相关[5]。老年糖尿病还与机体功能下降和医疗保健资源利用率增加有关[6]。

不同机构对于老年人的定义是不同的。世界卫生组织(World Health Organization,WHO)认为年龄为60岁及以上即是老年人[7],而美国糖尿病协会(American Diabetes Association,ADA)界定老年人的年龄在65岁以上[8],国际糖尿病联盟(International Diabetes Federation)认为是70岁以上[9]。在其他领域,如人类免疫缺陷病毒领域中,年龄超过 55 岁即被视为老年人[10]。这些标准仅仅是讨论的起点,因为生物学年龄比单纯的时序年龄更有意义。65 岁以上人群的糖尿病患病率接近 20%,并随着年龄的增长而增加。在长期照护机构中,大约 25% 的居住者患有糖尿病,其中大部分是 2 型糖尿病(type 2 diabetes mellitus,T2DM)。在这些糖尿病患者中,80% 有心血管疾病,56% 有高血压,69% 至少伴有其他两种慢性疾病。与非糖尿病居住者相比,长期护理的糖尿病居住者跌倒次数更多[11],心血管疾病和抑郁症的发病率更高[12],功能损伤更严重,认知衰退和生活依赖程度也更显著[13]。

衰老与糖代谢的变化

随着年龄的增长,老年人会出现中心性肥胖的趋势,进而表现出代谢紊乱综合征的特征。葡萄糖调节能力随着衰老逐渐减退,导致老年人糖尿病发病具有多因素性。主要包括胰岛素分泌失调和胰岛素抵抗增加。随着年龄增长,肝脏葡萄糖生成也会增加。对低血糖反应的胰高血糖素分泌也会受损。

经验法则

维持体重的能力(即使在肥胖状态下)是评估胰岛素持续分泌功能的重要指标。

T2DM 患者通常有糖尿病家族史。

相较于外周性肥胖,中心性肥胖人群或对于饱和脂肪食物摄入多而复杂碳水化合物摄入少,或运动量较少甚至不运动,因此更容易患糖尿病。由脂肪细胞产生的肿瘤坏死因子 α 是一种与胰岛素抵抗高度相关的生物标志物,提示炎症的潜在作用[14]。

虽然目前研究主要聚焦于胰岛素介导的葡萄糖摄取,但高达 50% 的餐后葡萄糖摄取可能是非胰岛素介导的[15]。在未来,非胰岛素介导的葡萄糖摄取可能成为糖尿病管理干预的一个方向。

营养:什么是功能性食品?

近年来,功能性食品(functional foods,FFs)与糖尿病的关系引起了广泛的讨论。功能性食品是指被科学证明、除营养特性外,有助于改善或保持健康福祉,并 / 或降低饮食相关疾病发生风险的食品[16]。FFs 属于正常膳食的组成部分[17]。因此,FFs 可能有助于预防和管理 T2DM 等慢性疾病[18]。FFs 可增强抗氧化、抗炎、胰岛素敏感性和降胆固醇的功能,这些都与糖尿病密切相关(表 1.1)。地中海饮食是一种典型养生方案,包含多酚、萜类化合物、黄酮类化合物、生物碱、甾醇、色素和不饱和脂肪酸等成分。

表 1.1 功能性食品和潜在或已证实的益处

功能性食品	益处（潜在 / 已证实）
多不饱和脂肪酸	血管健康
植物固醇	降低胆固醇水平
多酚类（咖啡、绿茶、红茶）	血管健康
益生菌活性培养物	肠道健康和代谢影响
大蒜	抗癌和降低胆固醇
橄榄油	类胡萝卜素的来源
柑橘类水果	维生素 C
香蕉	钾的来源
胡萝卜	类胡萝卜素

如今可以通过对个体的分子、遗传学、转录组学、蛋白质组学和代谢组学的"组学"生物学分析来确定 FFs 的全部功效。毫无疑问，未来的个性化营养方案将包括根据患者需求量身定制的 FFs。

老年人的高血糖症状

大约一半的老年糖尿病患者在诊断时没有症状[19]。由于老年人肾糖阈升高，糖尿病典型的多尿和夜尿症状往往不会显现。患者的口渴调节也可能受损，导致其逐渐出现脱水和高渗状态。随着年龄的增长，人们倾向于将疲劳、视力模糊和麻木的症状归因于衰老本身，而非糖尿病等器质性疾病。越来越多的糖尿病患者是在因非代谢性疾病（如心肌梗死）或选择性髋关节手术入院时才被诊断出来。在长期照护机构，非酮症高渗性昏迷可能是糖尿病的首诊表现。

老年人的抑郁和高血糖可能存在双向关联。抑郁症或表面上的抑郁状态可能掩盖高血糖症状。同样，高血糖引起的疲劳和失去"生活乐趣"可能导致抑郁症的错误诊断。

在许多诊所和机构中，通常只检查空腹血糖水平。但老年人尤其[20]容易出现空腹血糖水平正常而餐后血糖值异常升高的状况[21]。因此，糖尿病的诊断可能会被遗漏或延误。正如预测的那样，在老年人的长期照护机构中，糖尿病患者有更高的感染和心血管并发症的发生率[22]。T2DM 的大血管并发症仍然是老年糖尿病患者致残和过早死亡的主要原因[23]。

筛查

在美国,65岁以上的成年人有资格每年接受糖尿病筛查。ADA建议对所有45岁以上的成年人每1~3年进行一次筛查。根据ADA糖尿病风险评估工具,得分为5分的人都应该接受筛查[24]。需要注意的是,65岁及以上的人起始分值即为3分。因此,65岁以上的人通常都符合糖尿病筛查的条件。

空腹血糖测定可诊断糖尿病,以126mg/dL(7.0mmol/L)为阈值。由于老年糖尿病患者的空腹血糖可能是正常的,WHO建议尽可能使用口服葡萄糖耐量试验(oral glucose tolerance test, OGTT)进行诊断。随机HbA1c检测也可用于糖尿病的诊断[25],其优点是患者不需要禁食,并且可以在一天的任何时间采血检测,因为该指标可以反映过去大约3个月的血糖控制情况(表1.2)。

表1.2 糖尿病前期或糖尿病诊断标准

项目	正常	糖尿病前期	糖尿病
糖化血红蛋白/%	≤5.6	5.7~6.4	≥6.5
空腹血糖/[mg/dL(mmol/L)]	≤99(≤5.5)	100~125(5.6~6.9)	≥200(≥11.1)
口服葡萄糖耐量试验(2h)/[mg/dL(mmol/L)]	≤139(≤6.9)	140~199(7.8~11.0)	≥200(≥11.1)
随机血糖/[mg/dL(mmol/L)]	–	–	≥200(≥11.1)

老年人是糖尿病和糖尿病前期的高风险人群,监测数据表明一半的老年人处于糖尿病前期[26]。ADA建议,有危险因素的超重成年人,以及所有45岁以上的成年人,都应每1~3年进行一次临床筛查,使用空腹血糖、HbA1c检测或OGTT。这些建议依据早期治疗T2DM获益的大量间接证据、T2DM通常多年未被诊断的事实以及在诊断时已经存在并发症的结果[27]。

在老年人中识别糖尿病前期和T2DM的益处取决于患者的生物学年龄、患者的预期寿命和合并症的数量。一位67岁健康的T2DM患者比一位89岁卧床不起的痴呆患者更需要积极的干预。

ADA提出以下诊断标准:糖尿病典型症状(包括疲劳、多尿、烦渴和原因不明的体重减轻)且随机(一天中的任何时间,不考虑与上一餐的时间间隔)血糖值≥200mg/dL(≥11.1mmol/L);空腹血糖值≥126mg/dL(≥7.0mmol/L)(空腹定义为至少8小时无热量摄入);或OGTT(需服用75克无水葡萄糖)2小时的血糖值≥200mg/dL(≥11.1mmol/L)。

　　这些标准旨在提高空腹血糖水平和 OGTT 中 2 小时血糖水平之间诊断的一致性。此外,除了视网膜病变的风险,大血管病变的风险也被考虑在内。

　　作者认为,OGTT 在临床试验中非常有用,但在门诊诊断糖尿病时,人们将更多依赖于测定 HbA1c。该方法对于常规患者来说,既不需要禁食也无须再做 OGTT[28]。

　　经验法则

　　标准化的 HbA1c 测定是诊断老年糖尿病的一种简便方法。

参考文献

1. Laiteerapong N, Huang ES. Diabetes in older adults. Diabetes in America. 3rd edition. Bethesda (MD): National Institutes of Health; 2018. p. 16.

2. Sinclair AJ, Robert IM, Croxson SCM. Mortality in older people with diabetes mellitus. Diabet Med 1996;14:639–47.

3. Meneilly GS, Tessier D. Diabetes in the elderly. In: Morley JE, van den Berg L, editors. Contemporary endocrinology, endocrinology of aging. Totowa (NJ): Humana Press; 2000. p. 181–203.

4. Gu K, Cowie CC, Harris MI. Mortality in adults with and without diabetes in a national cohort of the US population, 1971–1993. Diabetes Care 1998;21:1138–45.

5. Muggeo M, Zoppini G, Bonora E, et al. Fasting plasma glucose variability predicts 10-year survival of type 2 diabetic patients: the Verona Diabetes Study. Diabetes Care 2000;23:45–50.

6. Sari N. Exercise, physical activity and healthcare utilization: a review of literature for older adults. Maturitas 2011;70(3):285–9.

7. World Health Organization. World report on ageing and health. Geneva (Switzerland): World Health Organization; 2015.

8. American Diabetes Association. 12. Older adults: standards of medical care in diabetes—2020. Diabetes Care 2020;43(Supplement 1):S152–62.

9. Dunning T, Sinclair A, Colagiuri S. New IDF guideline for managing type 2 diabetes in older people. Diabetes Res Clin Pract 2014;103(3):538–40.

10. Luther VP, Wilkin AM. HIV infection in older adults. Clin Geriatr Med 2007;23(3):567–83.

11. Maurer MSBJ, Cheng H. Diabetes mellitus is associated with an increased risk of falls in elderly residents of a long-term care facility. J Gerontol Ser A Biol Sci Med Sci 2005;60:1157–62.

12. Haines ST. The diabetes epidemic: can we stop the spread? Pharmacotherpy 2003;23:1227–31.

13. Travis SS, Buchanan RJ, Wang S, et al. Analyses of nursing home residents with diabetes at admission. J Am Med Dir Assoc 2004;5:320–7.

14. Wu WC, Wei JN, Chen SC, et al. Progression of insulin resistance: a link between risk factors and the incidence of diabetes. Diabetes Res Clin Pract 2020;161:108050.

15. Best JD, Kahn SE, Ader M, et al. Role of glucose effectiveness in the determination of glucose tolerance. Diabetes Care 1996;19:1018–30.

16. Watson RR. Nutrition and functional foods for healthy aging. Cambridge (MA): Academic Press; 2017.
17. Chiara F, Salvatore FP, Colantuono F, et al. Functional foods for elderly people: new paths for multi "functional" agriculture. Open Agric 2019;4(1):530–43.
18. Alkhatib A, Tsang C, Tiss A, et al. Functional foods and lifestyle approaches for diabetes prevention and management. Nutrients 2017;9(12):1310.
19. Munshi MN, Florez H, Huang ES, et al. Management of diabetes in long-term care and skilled nursing facilities: a position statement of the American Diabetes Association. Diabetes Care 2016;39(2):308–18.
20. Agner E, Thorsteinsson B, Erikson M. Impaired glucose tolerance and diabetes mellitus in elderly subjects. Diabetes Care 1982;5(6):600–4.
21. Monnier L, et al, Monnier L, Colette C. Contributions of fasting and postprandial glucose to hemoglobin A1c. Endocr Pract 2006;12(Supplement 1):42–6.
22. NCD Risk Factor Collaboration, Americas Working Group. Trends in cardiometabolic risk factors in the Americas between 1980 and 2014: a pooled analysis of population-based surveys. Lancet Glob Health 2020;8(1):e123–33.
23. Sloan FA, Bethel MA, Ruiz D, et al. The growing burden of diabetes mellitus in the US elderly population. Arch Intern Med 2008;168(2):192–9.
24. Lindström J, Tuomilehto J. The diabetes risk score: a practical tool to predict type 2 diabetes risk. Diabetes Care 2003;26(3):725–31.
25. Olson DE, Rhee MK, Herrick K, et al. Screening for diabetes and pre-diabetes with proposed A1C-based diagnostic criteria. Diabetes Care 2010;33(10): 2184–9.
26. Centers for Disease Control and Prevention. National diabetes fact sheet: general information and national estimates on diabetes in the United States, 2011. Atlanta (GA): U.S.Department of Health and Human Services, Centers for Disease Control and Prevention; 2011. p. 2011.
27. US Preventive Services Task Force. Screening for type 2 diabetes mellitus in adults: recommendations and rational. Ann Intern Med 2003;138(3):212.
28. World Health Organization. Use of glycated haemoglobin (HbA1c) in diagnosis of diabetes mellitus: abbreviated report of a WHO consultation (No. WHO/NMH/ CHP/CPM/11.1). Geneva, Switzerland: World Health Organization; 2011.

第2章 老年糖尿病患者的非胰岛素治疗方法

Zehra Tekin and Robert S. Zimmerman

由于 β 细胞功能的衰退和胰岛素抵抗的增加,糖尿病的风险随着年龄的增长而上升,使其成为老年人最常见的慢性疾病之一。由于患者健康状态和身体功能储备存在广泛异质性,糖尿病管理需要采取以患者为中心的多学科协作模式。在制定方案前对每个患者进行细致的评估并开展全面的健康教育是实现个体化血糖控制目标的关键,同时建议每一位患者改变生活方式。

关键词:糖尿病;老年人;治疗;药物;基于目标的算法

要点

- 患有 2 型糖尿病的老年人需要全面评估合并症情况以及与年龄有关的状况,如身体或认知障碍以及经济或个人问题。
- 改变生活方式的建议应该是个体化的,但一般的营养和运动锻炼建议与年轻人的相似。
- 二甲双胍仍然是药物治疗的首选。
- 当需要强化医学治疗时,可以遵循基于目标的治疗策略。

引言

糖尿病是老年人群中最常见的慢性疾病之一。在过去的几十年里,患病率已上升至 65 岁及以上人群中每 4 人就有 1 人为糖尿病患者[1]。研究表明,与普通人群相比,老年糖尿病患者的患病率和全因死亡率显著增加[2]。2 型糖尿病(T2DM)患者占病例的 90% 以上,主要归因于与年龄相关的 β 细胞功能缺陷和外周胰岛素抵抗增加[3-4]。

治疗老年糖尿病患者时,应采用以团队为基础、以患者为中心的方法,向患者及其家属提供健康教育,并鼓励他们参与决策。有充分的证据表明,协同决策对血糖控制和疾病结局有影响。

尽管老年人的健康和身体功能储备存在很大的异质性,但众所周知,老年糖尿病患者发生心血管疾病(如冠状动脉疾病)以及身体和认知障碍的风险很高[5]。制定治疗方案时，应考虑患者的年龄、认知功能、糖尿病持续时间、并发症、合并症、社会心理、经济问题、个人信仰和偏好等因素。

糖尿病的管理需要完整的认知功能来充分执行自我护理活动，包括保持健康饮食、自我血糖监测（self-monitoring of blood glucose，SMBG）、药物和胰岛素使用以及低血糖或高血糖管理。自我护理对于认知功能减退的个体来说具有挑战性，可能会导致治疗失败或血糖控制不佳，因为已经有研究表明糖尿病患者合并认知功能障碍会增加低血糖和高血糖的风险[6-7]。因此，必须在初诊时对患者的认知功能和临床状况进行全面评估，然后定期使用工具进行筛查，如蒙特利尔认知评估（Montreal cognitive assessment，MoCA）、简易智力状态评估（Mini-Cognitive Test，Mini-Cog）和简易精神状态检查（Mini-Mental State Examination，MMSE）[8-10]。当糖尿病控制意外恶化或血糖指标未达标时，也应进行认知评估。确认存在认知问题的患者应被转诊到对应的科室，如老年病科、神经科和 / 或精神病科，以进行明确的评估。这些患者的治疗方案应尽可能简化，以提高依从性并避免低血糖。

在糖尿病管理中，应当定期以非主观的方式评估患者对治疗的依从性，并及时处理任何影响依从性的障碍。医生还应与患者家属或护理人员合作来确定可能影响疾病管理的潜在问题。持续的患者和家庭教育被认为是预防糖尿病急性和长期并发症的关键（见第 9 章）。

老年糖尿病患者普遍存在焦虑、抑郁、自主性和依赖性问题、社交网络匮乏和经济拮据等社会心理问题，这些都应作为糖尿病综合护理的一部分加以解决[11]。可采用有效的抑郁筛查工具，如老年抑郁量表、汉密尔顿抑郁量表和 9 项患者健康问卷（PHQ-9）[12-14]。

老年人群中出现的身体缺陷，如视力或听力损失和运动障碍，会显著影响疾病控制，因此需要对每个患者进行评估，并根据情况制定相应的治疗方案[15]。

另一个需要重视的问题是多重用药[16]。随着用药数量的增加，老年人容易出现药物依从性问题和副作用，包括跌倒风险[17]。药物数量与给药频率和服药依从性之间存在负相关关系[18]。

由于负反馈调节障碍以及肾功能衰退和认知障碍，低血糖成为老年人常见的问题，作者建议避免使用已知会增加低血糖风险的药物[19]。这个问题在 BEERS 老年人潜在不适当用药标准中得到了阐述，通常被称为 BEERS 清单，这是由美国老年医学会发布的基于证据的指南[20]。最新版本的清单于 2019 年发布，其特别针对降糖药物的低血糖风险作出了修订建议。表 2.1 列出了 BEERS 清单中包含的非胰岛素降糖药物。

表 2.1　2019 年 BEERS 老年人潜在不适当用药标准中包括的非胰岛素降糖药物

药物	建议	证据质量	证据强度	合理性
磺脲类,长效 氯磺丙脲 格列美脲 * 格列本脲	避免应用	高	强	氯磺丙脲:老年人群中半衰期延长; 导致不适当抗利尿激素分泌失调综合征 格列美脲和格列本脲:老年人群使用时存在严重低血糖风险

*:新增加。引自 Fick DM, Semla TP, Steinman M, et al. American Geriatrics Society 2019 updated AGS Beers Criteria® for potentially inappropriate medication use in older adults. J Am Geriatr Soc. 2019;67(4): 674-694.

综合医学评估与血糖控制目标

鉴于以心血管疾病和肾脏疾病为主的慢性疾病患病率随着年龄的增长而增加,在治疗老年 T2DM 患者时应进行全面的医学评估[21]。必须根据合并症情况制定个体化血糖控制目标。根据患者的整体临床状况和糖尿病并发症,糖化血红蛋白(HbA1c)目标可分层设定:对于健康状况良好的老年患者建议控制在 7.5% 以下,而存在多种并发症或严重认知障碍的患者可放宽至 8.5% 以下[21]。

因为血糖波动或合并症影响红细胞寿命,如贫血、肾衰竭和近期输血史, HbA1c 水平与患者的 SMBG 数据可能会有差异,因此应将两者结合起来[22]。对于 HbA1c 水平和 SMBG 数据不一致的老年患者,应采用连续血糖监测[23]。

生活方式干预

营养

无论年龄大小,健康的饮食结构调整作为疾病自我管理的一部分,是 T2DM 患者实现血糖控制目标的最有效的生活方式干预措施之一[24]。

老年患者在遵循临床医生的建议时可能面临特殊的挑战,包括经济问题或行动障碍导致采购及烹饪困难等因素。认知障碍也会导致这一人群的营养不良。他们也可能有其他问题(如味觉改变或牙列缺损)影响进食能力。因此,作者建议老年 T2DM 患者由注册营养师和 / 或认证糖尿病教育专家进行评估,以获取详细的指导并制定个人营养计划。在提出建议之前,评估患者的个人偏好、饮食习惯和经济能力也是至关重要的。

虽然对于老年人的宏量营养素分布没有特别的建议,但因为肌肉量会随着年龄的增长而下降,应推荐富含蛋白质的有益心脏健康的饮食以避免肌少症。

由于行动不便和口渴感降低,老年人的液体摄入量可能不是最合理的。除非合并心脏或肾衰竭等禁忌情况,应鼓励老年人保持充足的饮水量以避免发生高渗性高血糖非酮症综合征。

运动方式

日常体力活动对任何年龄的 T2DM 患者都有重要益处,因为运动会增加胰岛素敏感性、促进体重减少、维持体能状态并改善整体血糖控制。美国糖尿病协会(ADA)对老年患者的运动建议与针对年轻人的建议相似,包括每周至少 5 天、每天 30 分钟的中等强度有氧运动(例如快走)和每周 2 天的肌肉强化运动[25]。

因为老年 T2DM 患者与同龄非糖尿病患者相比有更高的跌倒风险,所以应根据患者的跌倒风险和身体损伤程度制订个体化运动方案。对于高风险患者,可以转诊至运动生理学家和 / 或物理治疗师处进行进一步治疗评估。

药物治疗

二甲双胍

二甲双胍是一种双胍类药物,长期以来被用作 T2DM 的一线治疗药物。二甲双胍可以抑制肝葡萄糖输出并增强胰岛素敏感性,从而使 HbA1c 水平降低约 1.5%[26]。基于其疗效、适度减重作用且无低血糖风险的特点,二甲双胍仍是 65 岁及以上糖尿病患者除了生活方式管理外的首选治疗[27]。然而迄今为止,专门针对老年人群评估口服降糖药物疗效的随机对照试验仍较为有限。英国一项前瞻性糖尿病研究首次证实二甲双胍具有显著心血管保护作用,可使全因死亡率相对风险降低 36%,心肌梗死相对风险降低 39%,该研究排除了 65 岁以上患者,主要纳入新发病的中年糖尿病患者[28]。

肾衰竭患者,即肾小球滤过率≤30mL/(min·1.73m^2),以及胃肠道不耐受的患者禁用二甲双胍。在急性肾损伤、心力衰竭以及使用放射性造影剂等情况下,使用二甲双胍可能发生乳酸酸中毒,尽管这种副作用罕见,发生率小于十万分之一。由于患者临床病程的不确定性,建议住院期间也暂停使用。老年患者因饮食结构改变易出现维生素 B$_{12}$ 缺乏,长期使用二甲双胍可能加重这一状况,因此,建议每年监测血清中维生素 B$_{12}$ 水平。

磺脲类和格列奈类

磺脲类药物（sulfonylurea，SU）作用于阻断胰岛 β 细胞中三磷酸腺苷敏感性钾通道的受体，导致细胞去极化并触发胰岛素分泌的级联反应[29]。瑞格列奈和那格列奈是格列奈类药物，虽然结构不同，但通过与 SU 相同的受体发挥类似作用，只是亲和力较低[30]。这类药物的作用持续时间较短，可在进餐时使用，用于治疗餐后高血糖。瑞格列奈和那格列奈可使 HbA1c 降低 1%~1.5%，并且通常价格低廉，但可能导致持续性的低血糖和体重增加（见第 3 章）。

根据 BEERS 清单，老年人应避免使用长效 SU 和格列本脲，因其显著增加低血糖风险。对于经济拮据且血糖难以控制的糖尿病患者，可以考虑使用其他 SU。开始治疗前应对老年糖尿病患者进行充分的用药指导和教育，并且使用 SU 的患者需要更频繁的血糖监测。

噻唑烷二酮类

噻唑烷二酮类（thiazolidinedione，TZD），又称格列酮类药物，通过作用于核受体——过氧化物酶体增殖物激活受体 γ（PPARγ），触发级联反应以增加胰岛素敏感性[31]。TZD 主要是吡格列酮和罗格列酮，可将 HbA1c 降低 0.5%~1%，且无低血糖风险。尽管 TZD 被证明对心血管有一定的益处，但因其可能导致体重增加和体液潴留，它们的使用受到限制。此外，研究表明，TZD 会导致女性骨量流失和增加骨折的风险，从而增加老年人患骨质疏松症的风险。

α- 葡萄糖苷酶抑制剂

α- 葡萄糖苷酶抑制剂通过作用于小肠局部，阻断寡糖、三糖和双糖的分解，从而减少碳水化合物的吸收，可餐后血糖适度降低，HbA1c 降低约 0.5%~1.0%[32]。由于疗效适中且胃肠道副作用（包括胀气和腹泻）导致患者耐受性较低，此类药物的使用受到限制。应建议使用此类药物的患者使用葡萄糖片治疗低血糖，葡萄糖片应是单糖，而不是蔗糖（食糖、果汁等），因为此类药物会抑制蔗糖分解。

二肽基肽酶 -4 抑制剂

肠促胰岛素，如胰高血糖素样肽 -1（glucagon-like peptide 1，GLP-1）和葡萄糖依赖性促胰岛素多肽，通过增加葡萄糖依赖性胰岛素分泌、降低胰高血糖素水平、延迟胃排空和诱导饱腹感等多种机制降低血糖[33]。二肽基肽酶 4（dipeptidyl peptidase-4，DPP-4）抑制剂，又称列汀类药物，可以阻断导致肠促胰岛素失活和降解的酶，使 HbA1c 降低 0.5%~1.0%，且没有体重增加或低血糖的风险。

据报道 DPP-4 抑制剂对于心血管的作用属于中性，但使用沙格列汀和阿格列汀有增加因心力衰竭（heart failure，HF）入院的风险。这类药物通常耐受性良好，虽然胰腺炎和特发性关节痛与 DPP-4 抑制剂有一定的关联，但没有明确的因果关系。

钠 - 葡萄糖协同转运蛋白 2 抑制剂

钠 - 葡萄糖协同转运蛋白 2（sodium-glucose cotransporter 2，SGLT2）抑制剂，又称格列净类药物，最近被美国食品药品管理局（Food and Drug Administration，FDA）批准用于糖尿病患者的治疗。这类药物通过抑制肾脏中负责葡萄糖重吸收的 SGLT2 蛋白，促进尿糖排泄，可使 HbA1c 降低约 0.8%~1%[34]。

SGLT2 抑制剂还可调节肾脏钠离子重吸收，从而改善体液平衡，并在 HF 患者中观察到有益效果，能降低其病情加重的住院风险。此外，这类药物可减少糖尿病的肾脏并发症，并且有适度减重的作用。

据报道，SGLT2 抑制剂可能增加尿路感染和生殖道感染的发病率，并可能导致血容量不足和骨密度降低。虽然罕见，但在使用此类药物的 T2DM 患者中也有血糖正常型酮症酸中毒的病例报告。

GLP-1 受体激动剂

在 2005 年第一个 GLP-1 受体激动剂在美国获批临床应用之前，肠促胰岛素因其在葡萄糖稳态调节中的作用（如前所述）已经被研究了几十年[33]。此类药物已被证明对心血管有益，并且因其减重效果而受到肥胖患者的青睐[35]。然而，此类药物会增加胰腺炎的风险，并带有关于甲状腺髓样癌风险的黑框警告。该药物需要皮下注射，这导致其使用受限。美国食品药品监督管理局于 2019 年 9 月批准了首个口服 GLP-1 受体激动剂。然而胃肠道副作用（主要表现为恶心和腹泻）引起的耐受性不佳是此类药物使用受限的另一个原因。

胰淀素激动剂

胰淀素是一种经膳食摄入诱发并与胰岛素共同由胰岛 β 细胞分泌的激素。胰淀素可以延缓胃排空并减少胰高血糖素分泌，同时作用于大脑并抑制食欲[36]。胰淀素类似物已被批准用于治疗 1 型糖尿病和 2 型糖尿病。此类药物需随餐皮下注射,改善餐后血糖波动,适度降低 HbA1c(<1%),并对体重有良好影响。胰淀素类似物的常见副作用包括恶心、呕吐、食欲下降、头痛和低血糖,尤其是与胰岛素联合使用时。由于每天需要进行 3 次注射,此类药物的使用受到限制。

溴隐亭

速释型溴隐亭是一种多巴胺受体激动剂,需在晨醒后 2 小时内口服给药,其已被证明可重新建立晨间脑内多巴胺 D2 受体的活性,从而降低交感神经张力,增强胰岛素敏感性并降低血糖,使 HbA1c 降低约 0.5%~0.7%[37]。常见的副作用包括恶心、疲劳、头晕、呕吐和头痛。需特别警示患者可能出现精神异常不良反应,但此类反应通常仅见于高剂量用药情况。

考来维仑

考来维仑是一种二代胆汁酸螯合剂,已被证明可改善糖尿病患者的血糖水平,并适度降低 HbA1c 约 0.5%[38]。由于有限的临床经验和成本,该药物没有被广泛使用。常见的副作用包括便秘、恶心和消化不良。

基于目标的治疗策略

未能通过生活方式干预和单独使用二甲双胍达到血糖目标的老年糖尿病患者应在其治疗方案中添加其他口服或注射药物和 / 或胰岛素[39]。ADA 建议遵循基于目标的治疗策略,即医生确定患者的治疗目标并选择最佳的药物,同时考虑血糖控制、心血管获益、避免低血糖、促进减重或不增加体重以及患者的可负担性等因素(图 2.1)。

如前所述,在为低血糖高风险的老年糖尿病患者选择二线药物时,建议尽可能避免使用促胰岛素分泌剂(如 SU)和外源性胰岛素治疗。

当需要控制体重时,具有减重效果的药物是最佳选择,例如 GLP-1 类似物或 SGLT2 抑制剂,而 DPP-4 抑制剂不影响体重。SU、TZD 和胰岛素可能导致体重增加,因此不推荐用于这类患者。

对于已确诊心血管疾病的患者,推荐使用已证实对心血管有益的 SGLT2 抑制剂或 GLP-1 类似物作为一线药物[40]。对于已确诊的心力衰竭或肾病患者(在肾小球滤过率允许的情况下),应优先使用 SGLT2 抑制剂。

如果经济条件有限,可以使用 SU 和 TZD。

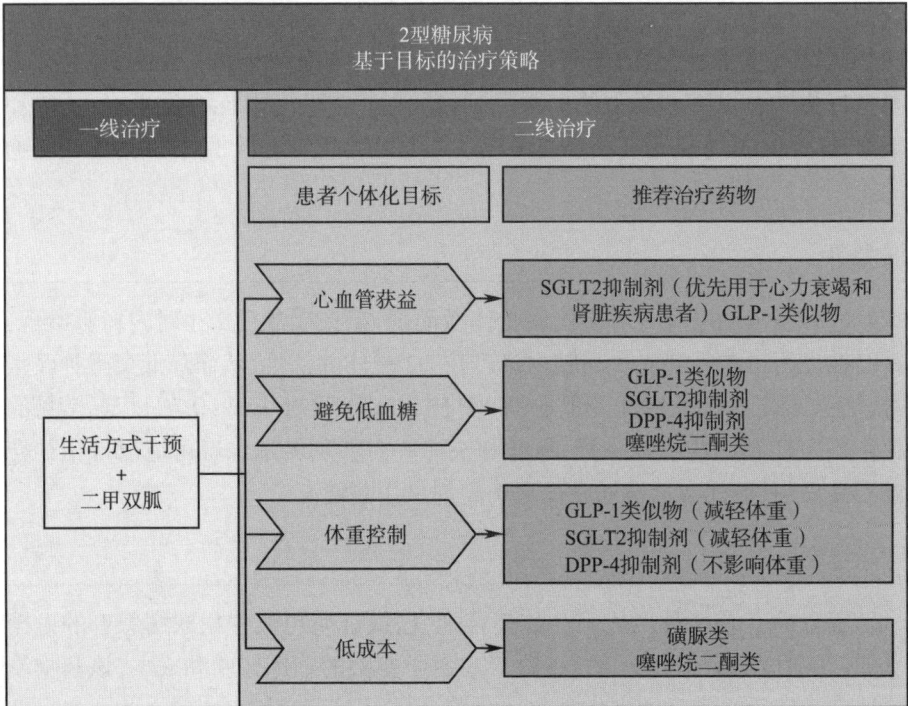

图 2.1   2 型糖尿病基于目标的治疗策略。SGLT2，钠 - 葡萄糖协同转运蛋白 2；GLP-1，胰高血糖素样肽 -1；DPP-4，二肽基肽酶 -4

对于新诊断 T2DM 且 HbA1c 超过 8.5%~9% 的老年糖尿病患者，应考虑开始二联口服降糖药治疗，当 HbA1c 显著升高［>10%（86mmol/mol）］或血糖水平非常高［≥300mg/dL（16.7mmol/L）］时应考虑胰岛素治疗[41]。糖尿病治疗方案应每 3~6 个月评价是否有效，并在审查实现血糖控制目标的潜在障碍后根据需要调整方案。

参考文献

1. National diabetes statistics report, 2017. Atlanta (GA): Centers for Disease Control US Dept Heal Hum Serv; 2017.
2. Bertoni AG, Krop JS, Anderson GF, et al. Diabetes-related morbidity and mortality in a national sample of U.S. elders. Diabetes Care 2002;25(3):471–5.
3. Laiteerapong N, Karter AJ, Liu JY, et al. Correlates of quality of life in older adults with diabetes: the diabetes & aging study. Diabetes Care 2011;34(8):1749–53.
4. Huang ES, Laiteerapong N, Liu JY, et al. Rates of complications and mortality in older patients with diabetes mellitus: the diabetes and aging study. JAMA Intern Med 2014;174(2):251–8.
5. Ott A, Stolk RP, Van Harskamp F, et al. Diabetes mellitus and the risk of dementia:

the Rotterdam Study. Neurology 1999;53(9):1937–42.

6. De Galan BE, Zoungas S, Chalmers J, et al. Cognitive function and risks of cardiovascular disease and hypoglycaemia in patients with type 2 diabetes: the action in diabetes and vascular disease: preterax and diamicron modified release controlled evaluation (ADVANCE) trial. Diabetologia 2009;52(11):2328–36.

7. Davydow DS, Zivin K, Katon WJ, et al. Neuropsychiatric disorders and potentially preventable hospitalizations in a prospective cohort study of older americans. J Gen Intern Med 2014;29(10):1362–71.

8. Nasreddine ZS, Phillips NA, Bédirian V, et al. The Montreal cognitive assessment, MoCA: a brief screening tool for mild cognitive impairment. J Am Geriatr Soc 2005;53(4):695–9.

9. Folstein MF, Folstein SE, McHugh PR. "Mini-mental state". A practical method for grading the cognitive state of patients for the clinician. J Psychiatr Res 1975; 12(3):189–98.

10. Sinclair AJ, Gadsby R, Hillson R, et al. Brief report: use of the Mini-Cog as a screening tool for cognitive impairment in diabetes in primary care. Diabetes Res Clin Pract 2013;100(1):e23–5.

11. Chau PH, Woo J, Lee CH, et al. Older people with diabetes have higher risk of depression, cognitive and functional impairments: implications for diabetes services. J Nutr Health Aging 2011;15(9):751–5.

12. Yesavage JA, Brink TL, Rose TL, et al. Development and validation of a geriatric depression screening scale: a preliminary report. J Psychiatr Res 1982;17(1): 37–49.

13. HAMILTON M. A rating scale for depression. J Neurol Neurosurg Psychiatry 1960;23(1):56–62.

14. Kroenke K, Spitzer RL, Williams JBW. The PHQ-9: validity of a brief depression severity measure. J Gen Intern Med 2001;16(9):606–13.

15. Bossoni S, Mazziotti G, Gazzaruso C, et al. Relationship between instrumental activities of daily living and blood glucose control in elderly subjects with type 2 diabetes [4]. Age Ageing 2008;37(2):222–5.

16. Linjakumpu T, Hartikainen S, Klaukka T, et al. Use of medications and polypharmacy are increasing among the elderly. J Clin Epidemiol 2002;55(8):809–17.

17. Sergi G, De Rui M, Sarti S, et al. Polypharmacy in the elderly: can comprehensive geriatric assessment reduce inappropriate medication use? Drugs Aging 2011; 28(7):509–18.

18. Claxton AJ, Cramer J, Pierce C. A systematic review of the associations between dose regimens and medication compliance. Clin Ther 2001;23(8):1296–310.

19. Alagiakrishnan K, Mereu L. Approach to managing hypoglycemia in older adults with diabetes. Postgrad Med 2010;122(3):129–37.

20. Fick DM, Semla TP, Steinman M, et al. American Geriatrics Society 2019 Updated AGS beers criteria® for potentially inappropriate medication use in older adults. J Am Geriatr Soc 2019;67(4):674–94.

21. Kirkman MS, Briscoe VJ, Clark N, et al. Diabetes in older adults. Diabetes Care 2012;35(12):2650–64.

22. Gallagher EJ, Le Roith D, Bloomgarden Z. Review of hemoglobin A1c in the management of diabetes. J Diabetes 2009;1(1):9–17.

23. Danne T, Nimri R, Battelino T, et al. International consensus on use of continuous glucose monitoring. Diabetes Care 2017;40(12):1631–40.

24. Redmond EH, Burnett SM, Johnson MA, et al. Improvement in A1C levels and diabetes self-management activities following a nutrition and diabetes education program in older adults. J Nutr Elder 2007;26(1–2):83–102.
25. Colberg SR, Sigal RJ, Yardley JE, et al. Physical activity/exercise and diabetes: a position statement of the American Diabetes Association. Diabetes Care 2016; 39(11):2065–79.
26. Defronzo RA, Goodman AM. Efficacy of metformin in patients with non-insulin-dependent diabetes mellitus. N Engl J Med 1995;333(9):541–9.
27. Viollet B, Guigas B, Sanz Garcia N, et al. Cellular and molecular mechanisms of metformin: an overview. Clin Sci 2012;122(6):253–70.
28. Turner R. Effect of intensive blood-glucose control with metformin on complications in overweight patients with type 2 diabetes (UKPDS 34). Lancet 1998; 352(9131):854–65.
29. Aguilar-Bryan L, Nichols CG, Wechsler SW, et al. Cloning of the β cell high-affinity sulfonylurea receptor: a regulator of insulin secretion. Science 1995;268(5209): 423–6.
30. Fuhlendorff J, Rorsman P, Kofod H, et al. Stimulation of insulin release by repaglinide and glibenclamide involves both common and distinct processes. Diabetes 1998;47(3):345–51.
31. Nolan JJ, Ludvik B, Beerdsen P, et al. Improvement in glucose tolerance and insulin resistance in obese subjects treated with troglitazone. N Engl J Med 1994; 331(18):1188–93.
32. Hoffmann J, Spengler M. Efficacy of 24-week monotherapy with acarbose, glibenclamide, or placebo in NIDDM patients: the essen study. Diabetes Care 1994;17(6):561–6.
33. Baggio LL, Drucker DJ. Biology of incretins: GLP-1 and GIP. Gastroenterology 2007;132(6):2131–57.
34. Vasilakou D, Karagiannis T, Athanasiadou E, et al. Sodium-glucose cotransporter 2 inhibitors for type 2 diabetes: a systematic review and meta-analysis. Ann Intern Med 2013;159(4):262–74.
35. Zander M, Madsbad S, Madsen JL, et al. Effect of 6-week course of glucagon-like peptide 1 on glycaemic control, insulin sensitivity, and β-cell function in type 2 diabetes: a parallel-group study. Lancet 2002;359(9309):824–30.
36. Whitehouse F, Kruger DF, Fineman M, et al. A randomized study and open-label extension evaluating the long-term efficacy of pramlintide as an adjunct to insulin therapy in type 1 diabetes. Diabetes Care 2002;25(4):724–30.
37. Kamath V, Jones CN, Yip JC, et al. Effects of a quick-release form of bromocriptine (Ergoset) on fasting and postprandial plasma glucose, insulin, lipid, and lipoprotein concentrations in obese nondiabetic hyperinsulinemic women. Diabetes Care 1997;20(11):1697–701.
38. Ooi CP, Loke SC. Colesevelam for type 2 diabetes mellitus. Cochrane Database Syst Rev 2012;2017(12). https://doi.org/10.1002/14651858.CD009361.pub2.
39. American Diabetes Association. 12. Older adults: standards of medical care in diabetes—2019. Diabetes Care 2018;42(Supplement 1):S139–47.
40. Sarafidis P, Ferro CJ, Morales E, et al. SGLT-2 inhibitors and GLP-1 receptor agonists for nephroprotection and cardioprotection in patients with diabetes mellitus and chronic kidney disease. A consensus statement by the EURECA-m and the DIABESITY working groups of the ERA-EDTA. Nephrol Dial Transplant 2019;

34(2):208–30.

41. American Diabetes Association. 9. Pharmacologic approaches to glycemic treatment: standards of medical care in diabetes—2019. Diabetes Care 2019; 42(Supplement 1):S90–102.

第3章　老年患者的低血糖症

Byron J. Hoogwerf

低血糖是老年糖尿病患者面临的一个严重问题。本章讨论了与低血糖相关的危险因素和降低低血糖风险的方法。具体考虑因素包括降糖药的选择、合并症情况和认知功能衰退的影响。

关键词：糖尿病；老年人；高血糖；低血糖；老年患者

要点

- 通过药物控制血糖可能会增加低血糖的风险。
- 多种危险因素，包括药物和相关的医疗条件，会增加低血糖风险。
- 老年患者发生低血糖相关不良后果的风险可能更高。
- 老年患者可能需要调整血糖目标以降低低血糖风险。
- 认知功能障碍、无症状低血糖与合并症需要医疗团队提供相应的教育。

引言

尽管糖尿病已经有几千年的历史，但距离低血糖概念的提出还不到一个世纪。最早观察到低血糖是在使用胰腺提取物时，这种提取物后来被称为胰岛素。Robert Tattersall[1]在其关于糖尿病的经典著作中详细描述了早期观察到的一些现象，包括正常兔子注射胰岛素后有时会出现抽搐，以及一个小男孩在使用胰岛素后陷入昏迷[1]。每一种情况都可通过葡萄糖来补救。因为低血糖对静脉注射葡萄糖的反应很迅速，这些由胰岛素诱导低血糖的早期"千变万化的表现"（Tattersall 的术语[1]）并未被认为是严重问题。

在过去的一个世纪里，低血糖的严重性和低血糖的相关因素，包括生活质量的降低、潜在的严重神经系统损伤风险以及与心血管疾病（cardiovascular disease，CVD）风险之间的关联，已成为许多研究的焦点。此外，有证据表明，帮助识别正在发生的低血糖的早期肾上腺素能 / 自主反应可能会消失，导致无症状低血糖和随之产生的严重低血糖风险增加[2-3]。无症状低血糖对高血糖的管理产生了重大影响，尤其是在降糖药物的选择和提高患者监测自身血糖水平的能力方面[3]。上述每一个因素都对老年患者非常重要。

本文重点介绍在老年患者中获得的证据。当某些研究不局限于老年患者但其数据可能适用于老年患者时,也会予以纳入。首先应该说明的是,在许多试验和观察性数据集中,老年人通常被定义为年龄超过 65 岁。

尽管该年龄低于许多传统的老年医学临床定义,但由于大量数据使用了这一标准,所以本文也采用了该分界点。此外,低血糖有 5 种普遍接受的定义:严重低血糖(需要帮助)、有症状低血糖、无症状低血糖、可能有症状的低血糖、假性低血糖(有症状,但血糖水平 >70mg/dL)[3]。在本文引用的大多数报告中,严重低血糖是最常用的定义,尽管在某些情况下也评估了有症状的低血糖。

血糖管理指南和低血糖风险的大小

高血糖的管理指南通常聚焦于血糖控制目标,如糖化血红蛋白(HbA1c)[4-8]。首先需要注意,如果通过简单的降糖治疗方案可使得老年人 HbA1c 水平达到 7% 且未发生低血糖,则无需减少药物治疗。然而,临床医生不应过分追求血糖控制达标,使患者面临低血糖的风险。过去十年来,越来越多的人认识到,对于年龄较大和体质较弱的患者,血糖控制目标应适当放宽。这一建议的证据源于大型心血管结局试验的观察结果,在这些试验中,心血管疾病的获益甚微,并且低血糖与不良结局有关[9]。Ismail-Beigi 等[9]回顾了这些数据,建议对老年患者设定较高的 HbA1c 目标水平,该建议已被纳入指南[5]。提出这些建议的原因是基于老年患者低血糖的风险高于年轻患者。Tseng 等[10]研究了退伍军人事务部的大型人群数据(超过 200 万人),其中超过 25% 使用磺脲类药物和 / 或胰岛素的患者年龄在 75 岁及以上,并且在这些老年患者中,超过一半的 HbA1c 水平低于 7.0%。Andrews 和 O'Malley[11]指出:"鉴于强化血糖控制在老年人和慢性病患者中的风险,医生和卫生系统有责任了解日常实践中潜在的糖尿病过度治疗问题,并寻求改善的方法。"在北加州 Kaiser 公司的一项观察性研究中,Weiner 等[12]报告说,合并症更多的患者更有可能继续使用胰岛素,而健康的老年患者则可能停止使用。因此,本文旨在描述老年糖尿病患者中与低血糖相关的特征,以及在临床上如何管理和降低其低血糖风险。

老年患者低血糖:不良反应、危险因素和检测

生活质量

低血糖的多个特征可能会影响生活质量。有过低血糖反应的患者总是担

心会再次发作。低血糖往往是由与糖尿病患者同住的人首先察觉的,但许多老年患者可能已无配偶,从而失去了这一关键的监测支持。对于使用胰岛素或磺脲类药物的患者来说,规律地进食可能限制了他们的生活灵活性,无法像非糖尿病人群一样享受生活。如果发生严重的低血糖并导致交通事故,可能进一步影响患者的日常生活。

认知功能障碍

低血糖可能导致糖尿病患者出现急性认知功能损害,因为大脑依赖葡萄糖供能,而神经系统低血糖会影响认知功能。对于已经有一定记忆力减退的老年患者来说,与低血糖相关的认知障碍可能很难被发现。复发性低血糖与认知能力下降的风险增加有关。目前尚不明确这是否为低血糖的直接影响,还是由于糖尿病病程延长导致低血糖风险上升、进而需要使用胰岛素的间接影响。Umegaki 等[13]简明扼要地总结了低血糖和认知障碍之间的关系:"常与衰弱综合征共存的认知障碍与低血糖有双向关联,即认知障碍会增加低血糖发生的风险,而低血糖又会诱发认知障碍"。

衰弱和跌倒

根据临床标准定义的衰弱随着年龄的增长而加重,并且在老年糖尿病患者中更为显著[13-15]。由于缺乏机体协调性和认知功能障碍,低血糖容易增加跌倒风险,并因用药而加剧[16-17]。这种风险可发生在任何低血糖患者身上。由于跌倒是与衰老相关的因素,这种风险在老年人中会增加。

老年患者对低血糖的反调节激素和症状反应

有证据表明老年患者对低血糖的反调节反应受损。这种现象究竟是源于最初由 Crye 团队[2]报道的反调节反应改变,还是由于其他原因导致检测低血糖的方法改变,目前尚未完全明确。Meneilly 等[18]对 10 名健康受试者和 10 名平均年龄为 74 岁的 2 型糖尿病(T2DM)患者进行了研究。在低血糖钳夹实验中,糖尿病患者的胰高血糖素和生长激素平均反应较低,而肾上腺素和皮质醇水平较高,两组低血糖症状相似[18]。相比之下,Bremer 等[19]的报告显示老年和中年受试者的激素反应没有显著差异,但老年患者的自主神经反应和神经低血糖症状减退。

与低血糖风险相关的变量

已有多项研究探究了低血糖的危险因素(框 3.1)[2,16,19-39]。四项大型研究为与低血糖相关的关键变量提供了依据。Pathak 等[20]开展了迄今为止规模最大的流行病学研究之一,纳入了 917 440 例糖尿病患者,发现严重低血糖的发生率为 1.4~1.6 次 /100 人年。年龄较大、慢性肾脏病(chronic kidney disease,CKD)、充血性心力衰竭(congestive heart failure,CHF)、CVD、抑郁症、较高的 HbA1c 水平以及使用胰岛素、促胰岛素分泌剂或 β 受体阻滞剂的患者发生严重低血糖的概率较高。70~84 岁人群的严重低血糖发生率为 2.55 次 /100 人年,85 岁及以上人群为 2.81 次 /100 人年。使用长效胰岛素(3.18 次 /100 人年)和短效胰岛素(5.03 次 /100 人年)的患者发生率最高。在合并症方面,合并 CKD 的患者发生严重低血糖的概率为 5.26 次 /100 人年,合并 CHF 的患者为 7.19 次 /100 人年,合并 CVD 的患者为 5.37 次 /100 人年。在 HbA1c 方面,水平在 9.0% 及以上的患者发生低血糖的风险为 2.58 次 /100 人年,而 HbA1c 水平低于 7.0% 的风险为 0.96 次 /100 人年。上述关联在其他研究中也有类似发现。然而,有研究指出低水平 HbA1c 也可能导致低血糖风险增加。这种差异可以通过以下因素得到解释:一方面,HbA1c 水平较低的患者,其血糖水平一般比较接近低血糖阈值;另一方面,随着糖尿病病程延长,HbA1c 水平升高,但血糖波动幅度变大,合并症增多,胰岛素使用量增加,这些因素共同导致了低血糖风险的上升。在采用强化血糖控制方案(尤其是使用胰岛素)时,尽管 HbA1c 水平较高,低血糖的风险仍可能增加。糖尿病心血管风险控制行动(Action to Control Cardiovascular Risk in Diabetes,ACCORD)试验是一个典型案例,该试验的目标为控制 HbA1c 水平低于 6.0%,结果发现 HbA1c 水平最高的患者发生严重低血糖的风险最高。尽管 ACCORD 并非专门针对老年人群,但 Miller 等[21]对严重低血糖相关危险因素的分析具有指导意义。当分析整个队列中需要他人协助的低血糖事件时,以下风险比(hazard ratio,HR)具有统计学意义:年龄(每增加 1 岁),HR 为 1.03;血肌酐水平 >114.9μmol/L(对比 <88.4μmol/L),HR 为 1.66;糖尿病病程 >16 年(对比≤5 年),HR 为 1.37;体重增加(体重指数≥30,对比 <25),HR 为 0.65,风险降低。在强化治疗组和常规治疗组中,胰岛素使用与 HbA1c 对低血糖的影响呈现差异。在常规组中,对于使用任何胰岛素的患者,HR 为 4.08,而在强化组中 HR 为 1.95。此外,HbA1c 水平升高与低血糖风险增加相关,HbA1c 水平每升高 1%,HR 为 1.3。强化组中未发现 HbA1c 水平与低血糖风险相关。值得注意的是,未发现 CVD 与低血糖之间存在明确关系,但由于研究对象本身为 CVD 高风险人群,尚无法与低风险人群进行有效对比分析。

框 3.1   老年糖尿病患者低血糖的危险因素

年龄增加

糖尿病病程增加

药物

　　降低血糖水平:胰岛素,磺脲类药物、短效促胰岛素分泌剂

　　β 受体阻滞剂

　　血管紧张素转换酶抑制剂

　　乙醇

疾病

　　慢性肾衰竭

　　肝功能损害

　　心血管疾病

　　心力衰竭

　　认知功能障碍

　　肌少症 / 衰弱

　　　　Pathak 等[20]和 ACCORD 的研究数据均显示,年龄、肾脏疾病和胰岛素使用与低血糖风险增加有关。这些研究结果在许多其他观察性队列和随机临床试验的资料中具有代表性。此外,体重增加与低血糖风险减少[21]相关,这一结果对老年人群可能尤为重要,因为对他们来说体重偏低和肌少症是低血糖高风险的特征。

　　　　Fu 等[22]分析了 887 182 例 T2DM 患者与低血糖相关的住院数据。研究发现导致低血糖住院的最重要危险因素是年龄。当所有危险因素总和为 100% 时,年龄超过 65 岁占 31.17%,其次是使用磺脲类药物(30.03%)、使用胰岛素(13.49%)和肾脏疾病(8.29%)。在 65 岁以上的患者中,低血糖住院的主要危险因素包括联合使用胰岛素和磺脲类药物、单独使用胰岛素或磺脲类药物、肾脏疾病和既往低血糖住院史。Bramlage 等[23]的研究证实了这些观察结果,他们对 3 810 例糖尿病患者进行了观察性队列研究,其中 1 373 例年龄超过 70 岁的患者发生低血糖的概率显著高于 1 233 例年龄低于 60 岁的患者。除了使用磺脲类药物外,卒中 / 短暂性脑缺血发作、心力衰竭(HF)和抑郁症在发生低血糖的老年患者中更为常见。

　　　　文中提及的部分低血糖危险因素将在后文进行更详细地讨论。

降糖药物

糖尿病患者最常见的低血糖危险因素之一是使用不受血糖浓度调节的降糖药。这些药物包括所有的胰岛素和磺脲类药物。短效促胰岛素分泌剂(瑞格列奈、那格列奈)使用较少,但也存在低血糖风险。在大多数糖尿病指南中,二甲双胍是基础治疗药物,其不增加低血糖风险。胰高血糖素样肽-1(GLP-1)受体激动剂和二肽基肽酶-4(DPP-4)抑制剂以葡萄糖依赖性方式降低血糖水平,无低血糖风险。α-葡萄糖苷酶抑制剂和钠-葡萄糖协同转运蛋白 2(SGLT2)抑制剂通过不同机制发挥作用,但这两种药物对餐后血糖升高者影响大,因此低血糖风险较低。然而,这些在单药治疗或联合使用时无低血糖风险的降糖药,若与胰岛素或磺脲类药物联合使用,可能会增加低血糖的风险。

总的来说,胰岛素治疗对于许多患者实现血糖控制仍然是必要的。随着可用降糖药物种类的增加,磺脲类药物的使用正在减少,但关于这种趋势对老年患者管理的影响,信息仍然有限。

与低血糖相关的其他疾病

其他疾病也会增加低血糖的风险。这些情况包括肾功能下降、肝功能受损、某些种类药物的使用(尤其是多重用药)和肌少症。下面将逐一讨论。

肾脏损害通常与低血糖风险增加有关,尤其是在接受胰岛素或磺脲类药物治疗的患者中[26]。肾脏不仅在胰岛素和某些磺脲类药物的代谢中很重要,而且在低血糖时也会参与葡萄糖的反向调节。由于老年患者往往肌肉量减少,血肌酐水平不能像年轻患者那样准确反映肾功能。然而,如果实验室掌握进行计算的必要信息(包括年龄、性别、种族和体重)时,则可报告估算的肾小球滤过率。由于糖尿病可能导致肾功能加速下降,且病程延长将导致患者增加胰岛素用量以实现血糖控制,这些危险因素的叠加使老年患者发生低血糖的风险进一步上升。

肝功能受损可能增加低血糖风险,因为肝脏通过糖原分解和糖异生在葡萄糖反调节中发挥关键作用。在老年患者中,转氨酶和其他肝功能障碍指标异常较常见。随着肥胖及相关的非酒精性脂肪性肝病发生的增加,非酒精性脂肪性肝炎的风险也相应增加,进而可能发展为肝硬化。肝脏疾病的发生风险受年龄和糖尿病病程的影响,因此老年患者的低血糖风险可能会有一定程度的上升。

多重用药会增加低血糖的风险,可能与老年患者常用的药物有关,也可能是因为老年患者认知功能下降,导致对药物服用的混淆。一些药物会干扰患者对肾上腺素能 / 自主神经反应的感知能力,从而增加低血糖的风险。最常见的药物是 β 受体阻滞剂[26]。血管紧张素转换酶抑制剂(angiotensin converting enzyme inhibitor,ACEI)也与低血糖风险增加有关[26,40]。ACEI 类药物因其降压和肾脏保护作用而被广泛使用。而在肾功能下降和多重用药的情况下,即使 ACEI 引起低血糖的风险较低,临床医生也需要意识到这种风险。摄入乙醇也可能增加低血糖风险,这是因为乙醇不仅可能会损害认知,也会抑制对低血糖的糖异生反应[41]。

肌少症是一个复杂的过程,有多种机制已被提出,包括胰岛素抵抗、炎症和线粒体功能障碍[13-15]。对低血糖恢复相关的基础生理学理解,以及肌少症患者低血糖恢复受损的原理,都值得简要讨论。肌少症通常伴随于衰老过程,除与衰弱有关外,还可能增加低血糖风险。肌肉是糖原的储存库,而葡萄糖是糖原分解的重要产物。肌肉也是支链氨基酸的来源,支链氨基酸是糖异生的底物。因此,肌肉萎缩可能与低血糖风险增加有关。

心血管疾病

低血糖在 CVD 风险中的作用一直是许多研究的重点[20,28,29,36,42-49]。以下是这些研究分析中的混杂因素。随着糖尿病病程延长,低血糖发生率上升,而糖尿病病程本身也与 CVD 相关。血糖波动与 CVD 风险增加和低血糖风险均相关[49]。在退伍军人糖尿病试验(Veterans Affairs Diabetes Trial,VADT)中,严重低血糖与 CVD 风险存在关联[43]。重要的是,研究人员指出:"随着总体心血管风险的增加,严重低血糖和心血管事件的相关性显著增加。"Yakubovich 和 Gerstein[47]分析了几种不同设计的临床试验和流行病学数据,试图回答与糖尿病患者低血糖和 CVD 相关的 3 个关键问题:增加对低血糖发作风险的干预是否会增加严重心血管结局的风险? 低血糖发作是否为严重心血管结局的危险因素? 低血糖发作是否会引发严重的心血管事件? 在结论中他们指出"对于容易发生低血糖的个体也可能由于其他共存的危险因素而容易出现其他的严重临床结局"。同时,他们表示还需要进一步的研究。

自 Yakubovich 和 Gerstein 等[47]的研究发表以来,多项大型心血管结局试验已显示选定类别药物的有益作用,最著名的是 SGLT2 抑制剂和一些 GLP-1 受体激动剂(见第 2 章和第 7 章)。虽然这些研究中的低血糖发生率较低,但低血糖对 CVD 的作用尚未得到充分评估。在 LEADER 试验(利拉鲁肽糖尿病心血管结局评估)的事后分析中,将利拉鲁肽与安慰剂进行了比较,结果显示严重低血糖与心血管事件和全因死亡率增加相关,但严重低血糖患者的特征是糖尿病病程更长,胰岛素使用量更多以及合并肾脏疾病[46]。另外值得一提的有两项试验,它们的干预措施不同导致低血糖的发生率不同,但心血管结局没有差异。在 DEVOTE 研究(高心血管风险的 T2DM 患者使用德谷胰岛素和甘精胰岛素的心血管安全性的对比研究)[50]中,尽管与甘精胰岛素相比,使用德谷胰岛素的低血糖事件更少,但两种方案之间在心血管事件方面没有差异。在 DPP-4 抑制剂利格列汀与磺脲类药物格列美脲的一项大型随机对照试验中,即使与利格列汀相比,格列美脲的低血糖风险更高,但两种药物在心血管事件方面没有差异[51]。目前尚无确凿证据表明低血糖是老年患者心血管事件的直接致病因素。

虽然低血糖与 CVD 事件之间的关系仍不确定,但值得注意的是,低血糖对 CVD 事件的风险有多种影响,包括凝血功能异常、炎症反应、血管内皮功能障碍和交感神经过度兴奋[29]。在低血糖研究中也观察到心电图异常[36]。

此外,HF 与低血糖有关。与 CVD 一样,HF 患者也有多种低血糖危险因素。目前低血糖与 HF 恶化的直接相关性证据有限。在一项与住院相关的低血糖详细研究中,Merrill 等[52]评估了 13 424 名患者,其中 2 484 名患者患有 HF。虽然低血糖与全因死亡率相关,但在其多因素校正模型中,HF 患者与非 HF 患者的严重低血糖发生率并无差异。

老年糖尿病患者低血糖的缓解

降糖药物的选择和血糖监测

缓解低血糖应从选择使用不具备低血糖潜在风险的降糖药开始,包括胰岛素、磺脲类药物和短效促胰岛素分泌剂(框 3.2)。可供选择的替代口服药物包括二甲双胍、DPP-4 抑制剂、SGLT2 抑制剂、噻唑烷二酮类和口服司美格鲁肽。二甲双胍通常是糖尿病患者的基础治疗药物[4-6]。由于对心力衰竭和骨折的担忧,在过去十年中噻唑烷二酮类药物的使用受到了限制。目前有多种注射型 GLP-1 受体激动剂可供选择,包括每天一次、每天两次和每周一次等剂型。

框 3.2　降低老年糖尿病患者低血糖风险的方法

1. 警惕与低血糖风险增加相关的降糖药物的使用
   a. 胰岛素
   b. 磺脲类药物
   c. 短效促胰岛素分泌剂(瑞格列奈、那格列奈)

2. 避免服用影响低血糖检测的药物
 a. β 受体阻滞剂
 b. 可能损害认知或引起嗜睡的精神类药物
3. 实施自我葡萄糖监测
 a. 自我血糖监测
 b. 连续血糖监测（适用于高危患者）
4. 减少身体损害的影响
 a. 视力障碍
 i. 药物盒
 ii. 胰岛素笔 / 预填充注射器
 iii. 具备语音提示功能的血糖仪
 b. 认知功能障碍
 i. 简化用药方案
 ii. 对护理人员进行记忆障碍和低血糖相关的教育
5. 普及教育
 a. 营养教育，包括如何使用葡萄糖治疗低血糖
 b. 酒精对低血糖的影响
 c. 自主神经和低血糖神经症状的监测

　　如果患者需要胰岛素治疗以实现充分的血糖控制，可通过指尖采血进行血糖自我监测，同时扫描式葡萄糖监测和连续葡萄糖监测技术也已广泛使用。而通过胰岛素泵与连续血糖监测仪联动自动调节给药的闭环系统尚未在老年人中广泛使用。

老年患者的身体限制和减少低血糖

　　视力障碍在老年人中很常见，在糖尿病患者中更常见。糖尿病患者更容易出现白内障。增殖性糖尿病视网膜病变和糖尿病相关性黄斑水肿均会导致视力减退。为确保口服药物的准确使用，可以使用预装的药盒来辅助服药。几乎所有的胰岛素制剂都以笔式注射器形式提供，剂量可以通过点击次数来计算。带有语音报告的血糖监测设备也已广泛应用。这些策略需要卫生保健专业人员的正确指导，最好是同时对患者本人及其亲属或护理人员进行指导。患者应随身携带速效葡萄糖（片剂或凝胶）用于急性低血糖的治疗，并掌握低血糖发作后的合理进食方法。尽管注射制剂很少由患者自行使用，但对于经常发生和 / 或发生严重低血糖的患者，仍应备有胰高血糖素（注射或经鼻

使用）。

　　除了合理使用降糖药物和相应的血糖监测外，以下也是低血糖风险患者的注意事项。应避免或谨慎使用 β 受体阻滞剂和其他可能掩盖低血糖肾上腺素能反应的药物。对患者和护理人员进行教育，帮助他们识别神经低血糖症状，包括认知的改变、意识模糊、夜间头痛或噩梦。对于无症状低血糖的患者，神经低血糖症状可能是其唯一的临床症状或体征，因此这种教育尤其重要。由于低血糖风险与餐次减少有关，因此必须强调规律饮食的必要性。对于习惯午睡的患者，应设置闹钟，避免进食间隔时间过长或午睡时间过久而增加低血糖的风险。

总结和展望

　　老年患者低血糖与年龄的增长、胰岛素 / 磺脲类药物的使用以及多种合并症状况（如肾病、心脏病和认知功能障碍）密切相关。通过选择合适的降糖药物、加强对低血糖识别的教育、合理营养干预及鼓励自我血糖监测，可以降低低血糖风险。该策略需要医疗保健提供者、护理人员和患者的协作配合。

　　未来来自临床试验数据和真实世界证据的进一步研究，应明确降低血糖、降糖药物、糖尿病相关并发症的益处和低血糖风险之间的关系。合理使用具有良好临床结果和低血糖风险低的药物的信息也应公布。我们希望这些信息可以减少与糖尿病相关的"噩耗"[1]。

参考文献

1. Tattersall R. The pissing evil: a comprehensive history of diabetes mellitus. Ayeshire (Scotland): Swan and Horne; 2017.
2. Segel SA, Paramore DS, Cryer PE. Hypoglycemia-associated autonomic failure in advanced type 2 diabetes. Diabetes 2002;51(3):724–33.
3. Seaquist ER, Anderson J, Childs B, et al. Hypoglycemia and diabetes: a report of a workgroup of the American Diabetes Association and the Endocrine Society. Diabetes Care 2013;36(5):1384–95.
4. American Diabetes Association. 12. Older adults: standards of medical care in diabetes-2019. Diabetes Care 2019;42(Suppl 1):S139–47.
5. American Diabetes Association. 9. Pharmacologic approaches to glycemic treatment: standards of medical care in diabetes-2019. Diabetes Care 2019;42(Suppl 1):S90–102.
6. Garber AJ, Abrahamson MJ, Barzilay JI, et al. Consensus statement by the American Association of Clinical Endocrinologists and American College of Endocrinology on the comprehensive type 2 diabetes management algorithm - 2018 executive summary. Endocr Pract 2018;24(1):91–120.
7. Davies MJ, D'Alessio DA, Fradkin J, et al. Management of hyperglycemia in type 2 diabetes, 2018. A consensus report by the American Diabetes Association

(ADA) and the European Association for the Study of Diabetes (EASD). Diabetes Care 2018;41(12):2669–701.

8. Home P. Controversies for glucose control targets in type 2 diabetes: exposing the common ground. Diabetes Care 2019;42(9):1615–23.

9. Ismail-Beigi F, Moghissi E, Tiktin M, et al. Individualizing glycemic targets in type 2 diabetes mellitus: implications of recent clinical trials. Ann Intern Med 2011; 154(8):554–9.

10. Tseng CL, Soroka O, Maney M, et al. Assessing potential glycemic overtreatment in persons at hypoglycemic risk. JAMA Intern Med 2014;174(2):259–68.

11. Andrews MA, O'Malley PG. Diabetes overtreatment in elderly individuals: risky business in need of better management. JAMA 2014;311(22):2326–7.

12. Weiner JZ, Gopalan A, Mishra P, et al. Use and discontinuation of insulin treatment among adults aged 75-70 years with type 2 diabetes. JAMA Intern Med 2019;179(12):1633–41.

13. Umegaki H. Sarcopenia and frailty in older patients with diabetes mellitus. Geriatr Gerontol Int 2016;16(3):293–9.

14. Morley JE. Diabetes, sarcopenia, and frailty. Clin Geriatr Med 2008;24(3): 455–69, vi.

15. Morley JE, Malmstrom TK, Rodriguez-Manas L, et al. Frailty, sarcopenia and diabetes. J Am Med Dir Assoc 2014;15(12):853–9.

16. Chiba Y, Kimbara Y, Kodera R, et al. Risk factors associated with falls in elderly patients with type 2 diabetes. J Diabetes Complications 2015;29(7):898–902.

17. Rajpathak SN, Fu C, Brodovicz KG, et al. Sulfonylurea use and risk of hip fractures among elderly men and women with type 2 diabetes. Drugs Aging 2015; 32(4):321–7.

18. Meneilly GS, Cheung E, Tuokko H. Counterregulatory hormone responses to hypoglycemia in the elderly patient with diabetes. Diabetes 1994;43(3):403–10.

19. Bremer JP, Jauch-Chara K, Hallschmid M, et al. Hypoglycemia unawareness in older compared with middle-aged patients with type 2 diabetes. Diabetes Care 2009;32(8):1513–7.

20. Pathak RD, Schroeder EB, Seaquist ER, et al. Severe hypoglycemia requiring medical intervention in a large cohort of adults with diabetes receiving care in U.S. Integrated health care delivery systems: 2005-2011. Diabetes Care 2016; 39(3):363–70.

21. Miller ME, Bonds DE, Gerstein HC, et al. The effects of baseline characteristics, glycaemia treatment approach, and glycated haemoglobin concentration on the risk of severe hypoglycaemia: post hoc epidemiological analysis of the ACCORD study. BMJ 2010;340:b5444.

22. Fu H, Xie W, Curtis B, et al. Identifying factors associated with hypoglycemia-related hospitalizations among elderly patients with T2DM in the US: a novel approach using influential variable analysis. Curr Med Res Opin 2014;30(9): 1787–93.

23. Bramlage P, Gitt AK, Binz C, et al. Oral antidiabetic treatment in type-2 diabetes in the elderly: balancing the need for glucose control and the risk of hypoglycemia. Cardiovasc Diabetol 2012;11:122.

24. Akram K, Pedersen-Bjergaard U, Carstensen B, et al. Frequency and risk factors

of severe hypoglycaemia in insulin-treated Type 2 diabetes: a cross-sectional survey. Diabet Med 2006;23(7):750-6.

25. Bordier L, Buysschaert M, Bauduceau B, et al. Predicting factors of hypoglycaemia in elderly type 2 diabetes patients: contributions of the GERODIAB study. Diabetes Metab 2015;41(4):301-3.

26. Chelliah A, Burge MR. Hypoglycaemia in elderly patients with diabetes mellitus: causes and strategies for prevention. Drugs Aging 2004;21(8):511-30.

27. Chin SO, Rhee SY, Chon S, et al. Hypoglycemia is associated with dementia in elderly patients with type 2 diabetes mellitus: an analysis based on the Korea National Diabetes Program Cohort. Diabetes Res Clin Pract 2016;122:54-61.

28. Chow E, Bernjak A, Williams S, et al. Risk of cardiac arrhythmias during hypoglycemia in patients with type 2 diabetes and cardiovascular risk. Diabetes 2014; 63(5):1738-47.

29. Connelly KA, Yan AT, Leiter LA, et al. Cardiovascular implications of hypoglycemia in diabetes mellitus. Circulation 2015;132(24):2345-50.

30. Corsonello A, Pedone C, Corica F, et al. Antihypertensive drug therapy and hypoglycemia in elderly diabetic patients treated with insulin and/or sulfonylureas. Gruppo Italiano di Farmacovigilanza nell'Anziano (GIFA). Eur J Epidemiol 1999; 15(10):893-901.

31. Fang F, Xiao H, Li C, et al. Fasting glucose level is associated with nocturnal hypoglycemia in elderly male patients with type 2 diabetes. Aging Male 2013;16(3): 132-6.

32. Fukuda M, Doi K, Sugawara M, et al. Survey of hypoglycemia in elderly people with type 2 diabetes mellitus in Japan. J Clin Med Res 2015;7(12):967-78.

33. Kagansky N, Levy S, Rimon E, et al. Hypoglycemia as a predictor of mortality in hospitalized elderly patients. Arch Intern Med 2003;163(15):1825-9.

34. Muratli S, Tufan F, Soyluk O, et al. Importance of hypoglycemia on the risk of Alzheimer's disease in elderly subjects with diabetes mellitus. Clin Interv Aging 2015;10:1789-91.

35. Pilotto A, Noale M, Maggi S, et al. Hypoglycemia is independently associated with multidimensional impairment in elderly diabetic patients. Biomed Res Int 2014;2014:906103.

36. Pistrosch F, Ganz X, Bornstein SR, et al. Risk of and risk factors for hypoglycemia and associated arrhythmias in patients with type 2 diabetes and cardiovascular disease: a cohort study under real-world conditions. Acta Diabetol 2015;52(5): 889-95.

37. Punthakee Z, Miller ME, Launer LJ, et al. Poor cognitive function and risk of severe hypoglycemia in type 2 diabetes: post hoc epidemiologic analysis of the ACCORD trial. Diabetes Care 2012;35(4):787-93.

38. Seaquist ER, Miller ME, Bonds DE, et al. The impact of frequent and unrecognized hypoglycemia on mortality in the ACCORD study. Diabetes Care 2012; 35(2):409-14.

39. Stepka M, Rogala H, Czyzyk A. Hypoglycemia: a major problem in the management of diabetes in the elderly. Aging (Milano) 1993;5(2):117-21.

40. Morris AD, Boyle DI, McMahon AD, et al. ACE inhibitor use is associated with hospitalization for severe hypoglycemia in patients with diabetes. DARTS/ MEMO Collaboration. Diabetes Audit and Research in Tayside, Scotland. Medi-

cines Monitoring Unit. Diabetes Care 1997;20(9):1363–7.

41. Pedersen-Bjergaard U, Reubsaet JL, Nielsen SL, et al. Psychoactive drugs, alcohol, and severe hypoglycemia in insulin-treated diabetes: analysis of 141 cases. Am J Med 2005;118(3):307–10.

42. Cha SA, Yun JS, Lim TS, et al. Severe hypoglycemia and cardiovascular or all-cause mortality in patients with type 2 diabetes. Diabetes Metab J 2016;40(3):202–10.

43. Davis SN, Duckworth W, Emanuele N, et al. Effects of severe hypoglycemia on cardiovascular outcomes and death in the veterans affairs diabetes trial. Diabetes Care 2019;42(1):157–63.

44. Lee AK, Warren B, Lee CJ, et al. The association of severe hypoglycemia with incident cardiovascular events and mortality in adults with type 2 diabetes. Diabetes Care 2018;41(1):104–11.

45. Snell-Bergeon JK, Wadwa RP. Hypoglycemia, diabetes, and cardiovascular disease. Diabetes Technol Ther 2012;14(Suppl 1):S51–8.

46. Zinman B, Marso SP, Christiansen E, et al. Hypoglycemia, cardiovascular outcomes, and death: the LEADER experience. Diabetes Care 2018;41(8):1783–91.

47. Yakubovich N, Gerstein HC. Serious cardiovascular outcomes in diabetes: the role of hypoglycemia. Circulation 2011;123(3):342–8.

48. Paty BW. The role of hypoglycemia in cardiovascular outcomes in diabetes. Can J Diabetes 2015;39(Suppl 5):S155–9.

49. Sun B, He F, Gao Y, et al. Prognostic impact of visit-to-visit glycemic variability on the risks of major adverse cardiovascular outcomes and hypoglycemia in patients with different glycemic control and type 2 diabetes. Endocrine 2019;64(3):536–43.

50. Marso SP, McGuire DK, Zinman B, et al. Efficacy and safety of Degludec versus Glargine in Type 2 Diabetes. N Engl J Med 2017;377(8):723–32.

51. Rosenstock J, Kahn SE, Johansen OE, et al. Effect of linagliptin vs glimepiride on major adverse cardiovascular outcomes in patients with type 2 diabetes: the CAROLINA randomized clinical trial. JAMA 2019;322(12):1155–66.

52. Merrill JD, Dungan KM. Hypoglycaemia in hospitalized patients with or without heart failure. Diabetes Obes Metab 2018;20(10):2472–6.

第 4 章　老年 2 型糖尿病患者的认知功能障碍：关联、风险和临床意义

Alan Sinclair and Ahmed Abdelhafiz

随着人口老龄化,糖尿病与认知功能障碍的共病率逐渐上升。糖尿病会增加认知功能障碍进展的风险,其范围包括认知能力下降到轻度认知障碍,最终发展为痴呆。认知功能障碍,尤其是执行功能的受损,会严重影响患者的自我护理能力。随着痴呆的发展和行为问题的出现,照顾这些患者的护理人员和医疗保健人员面临着巨大的挑战。因此,需要针对老年糖尿病人群开展临床试验来探索新型降糖治疗对认知功能的影响。

关键词：老年人;糖尿病;认知功能障碍;管理

要点
- 随着人口老龄化,合并糖尿病与认知功能障碍的患病率上升。
- 认知功能障碍的发展将对老年糖尿病患者的护理产生重大影响。
- 专业的医疗保健人员和医疗保健系统应制定政策,确保提供全面的护理计划,重点关注有复杂需求的患者的生活质量问题。

引言

2017 年,全球糖尿病的患病率为 8.4%,预计到 2045 年将达到约 10%[1]。60 岁及以上女性的糖尿病终生发病风险为 22.4%,男性为 18.9%。糖尿病患病率的上升可能与预期寿命延长及随年龄增长而增加的糖尿病风险有关。近半数(44%)的糖尿病患者年龄超过 65 岁,75~79 岁人群患病率最高(22%)[1]。在老年人中,糖尿病与多病共存及老年综合征(包括认知功能障碍)患病率增加有关。认知功能障碍通常与糖尿病并存,并随着年龄的增长而成比例地增加。在美国,大约 16% 的 65 岁及以上糖尿病患者和 24% 的 75 岁及以上糖尿病患者患有痴呆[2]。在法国,75~79 岁老年糖尿病患者的认知障碍患病率约为 29%[3]。在一项对英国 11 家疗养院的调查中,发现 56% 的老年糖尿病患者(平均年龄为 80.6 岁)存在某种类型的痴呆[4]。导致老年糖尿病患者认知功能障碍的危险因素可能包括:糖尿病的共同危险因素(如肥胖、胰岛素抵

抗）、糖尿病相关因素（如慢性低度炎症、高血糖 / 低血糖），以及糖尿病并发症（如心血管并发症）[5-6]。糖尿病可引发不同程度的认知功能障碍，范围从认知减退和轻度认知障碍（mild cognitive impairment，MCI）到痴呆（表 4.1）[7-9]。随着人口老龄化的加剧，糖尿病合并痴呆的患病率可能会上升。认知功能障碍，特别是在执行方面，可能会影响糖尿病患者的自我健康管理能力，并导致血糖控制不佳。此外，随着痴呆的发展和行为异常的出现，糖尿病管理将成为医护人员面临的挑战。因此，及早发现老年糖尿病患者存在痴呆可能会带来更好的结果。对患有糖尿病和痴呆的老年人而言，需要制订个体化的策略，根据患者的认知能力进行调整，优化其自我护理能力。本文回顾了认知功能障碍和老年糖尿病患者的关联及其影响，并探讨了这一复杂人群面临的管理挑战。

表 4.1　老年糖尿病患者认知功能障碍的阶段划分[59]

范围	第一阶段 认知减退	第二阶段 轻度认知障碍	第三阶段 痴呆
认知改变	1 个及以上维度存在轻微认知改变	1 个及以上维度存在明显认知改变	多个维度存在显著的认知改变
年龄层	所有年龄	大部分年龄超过 60 岁	主要年龄超过 60 岁
临床特点	表面上属于正常认知，只有经过神经心理评估才能检测出	认知测试显示受损但是不符合痴呆的诊断标准，并且日常生活活动能力只有轻微受损	执行功能严重受损，比如推理、计划及解决问题能力
对自我护理的影响	对服用口服药治疗的患者无影响，但是对使用复杂胰岛素治疗的患者来说较为困难	影响自我护理	严重影响自我护理，不能理解或记住指令
进程	进展缓慢	可能恢复正常的认知、保持稳定或发展为痴呆	进展快

糖尿病和痴呆的关联

糖尿病和痴呆可能有共同的致病机制。在阿尔茨海默病（Alzheimer disease，AD）中，大脑胰岛素抵抗增加是这种代谢认知综合征的核心特征，提示阿尔茨海默病是一种胰岛素抵抗性脑状态或 "3 型糖尿病"[10]。大脑胰岛素抵抗增加是由于胰岛素信号传导受损[10]。正常的胰岛素信号传导负责调节乙酰胆碱的产生、学习和记忆功能，因此，胰岛素信号传导损伤会加速神经元功能障碍和认知能力下降[11]。糖尿病和阿尔茨海默病之间的关联还表现在胰腺 β 细胞和大脑中的淀粉样蛋白沉积。糖尿病和阿尔茨海默病都是蛋白质错误折叠疾病，会形成和积累蛋白质错误折叠聚集体：糖尿病中为胰腺的胰岛淀粉样多肽，阿尔茨海默病为大脑中的 β 淀粉样蛋白和 tau 蛋白，它们可能通过交叉播种相互作用，将两种疾病与共同的致病机制联系起来[12]。氧化应激增强和晚期糖基化终末产物（advanced glycation end product，AGE）的增加也是导致细胞功能受损的共同致病因素[13]。另一个关联是糖尿病合并痴呆患者的低水平脑源性神经营养因子，这是一种促进大脑功能并具有降糖作用的生长因子[14]。血管性痴呆则可能通过糖尿病相关的脑部大血管和微血管病变、慢性炎症及内皮功能障碍与糖尿病产生关联[5]。其他与糖尿病相关的合并症，如肥胖和高血压，可能是心血管疾病的危险因素。然而，研究表明糖尿病与痴呆之间的关联仅部分通过脑血管疾病介导，这说明糖尿病可能对脑功能产生直接影响，与脑血管疾病无关，并且是导致痴呆的主要因素[15-16]。APOE ε4 等位基因等遗传因素会增加动脉粥样硬化的风险，并与脑淀粉样血管病和认知能力下降的风险增加有关[17]。营养因素如胡萝卜素、维生素 B_2、泛酸盐、钙和绿色蔬菜摄入量低（提示营养不良）和口腔健康状况欠佳（提示慢性炎症）也被证明与老年糖尿病患者的认知功能下降有关[18-19]。血 - 脑屏障（blood-brain barrier，BBB）通过调控离子来维持中枢神经系统的稳态，促进营养运输并防止潜在的神经毒性分子从循环中流入至中枢，已有研究表明血 - 脑屏障通透性增加是导致糖尿病和痴呆风险增加的又一关联因素[20]。高血糖和低血糖是痴呆的其他致病因素。经研究证实，无论糖尿病状态或心血管危险因素如何，高血糖水平都是痴呆的危险因素，这表明葡萄糖毒性可能直接损害衰老大脑[21-22]。另一方面，低血糖水平或低血糖的反复发作也可能导致脑细胞损伤，从而引发认知功能障碍[23]（图 4.1）。

糖尿病和痴呆：风险

　　糖尿病会增加认知功能障碍的风险。既往及最新多项荟萃分析表明，糖尿病使所有类型痴呆的风险增加了近两倍[24-31]。对于 60 岁以上人群，1 型糖尿病会使痴呆的风险增加约 80%[32]。年轻时患糖尿病似乎会增加晚年患痴呆的风险[33-34]。糖尿病还增加了轻度认知障碍及其发展为痴呆的风险，并且这一进程会在合并其他心血管危险因素或代谢综合征的情况下加快[3,27-28,31]。社区动脉粥样硬化风险研究显示，与血糖控制良好（HbA1c<53mmol/mol，即 7.0%）或糖尿病病程较短（<3 年）的患者相比，血糖控制不佳（HbA1c≥53mmol/mol，即 7.0%）或糖尿病病程较长（>9 年）的患者认知功能衰退更严

图中内容:

糖尿病相关因素
慢性炎症
氧化应激
晚期糖基化终末产物增加
线粒体功能障碍
内皮功能障碍
血脑屏障功能障碍
胰岛素信号传导受损
- 神经发生受损
- 自噬功能障碍

糖尿病危险因素
衰老
遗传
胰岛素抵抗
肥胖
压力
久坐不动的生活方式
不健康饮食

认知功能障碍

糖尿病危险因素
持续性高血糖
复发性低血糖

糖尿病相关并发症
大血管病变——如高血压、卒中
微血管病变
血脂异常
慢性肾病
高血压
抑郁
衰弱

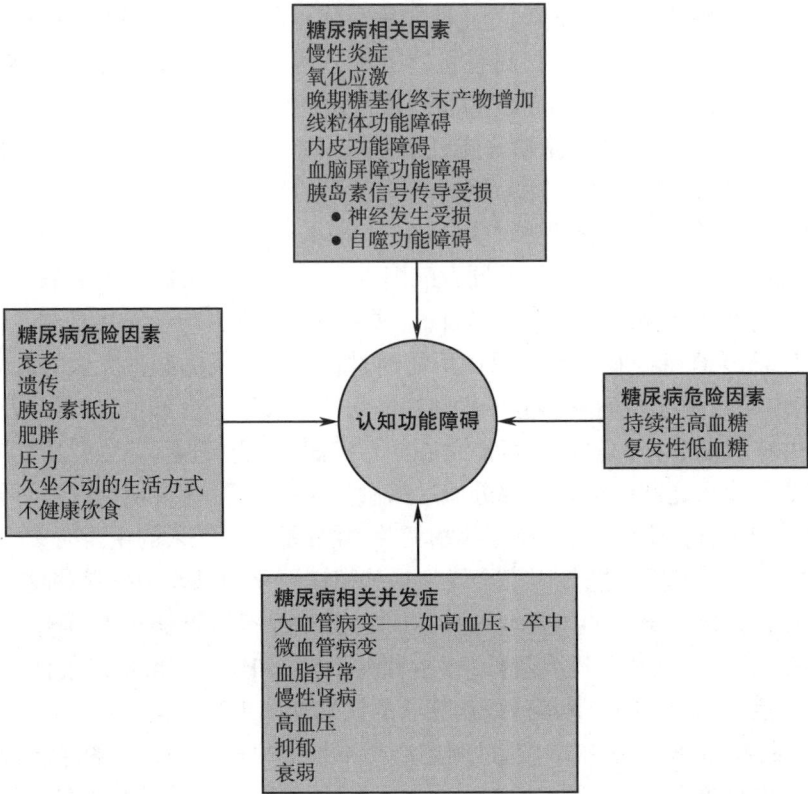

图 4.1　糖尿病与认知功能障碍之间的致病关联

重[35]。此外,与未诊断糖尿病或 HbA1c 低于 38.8mmol/mol(5.7%)患者相比,糖尿病前期(HbA1c 为 38.8~46.4mmol/mol,即 5.7%~6.4%)的人群认知能力下降更明显[36]。高血糖和低血糖都可能会增加痴呆风险。在平均年龄为 76 岁的老年人群中,较高的血糖水平(6.4mmol/L 对比 5.5mmol/L,或 115mg/dL 对比 100mg/dL)已被证明与痴呆风险增加有关,即使没有诊断出糖尿病[风险比(HR)为 1.18,95% 置信区间(CI):1.04~1.33,P=0.01][21]。另一方面,血糖偏低或低血糖是认知功能障碍的危险因素,因为葡萄糖是大脑能量的主要来源[37-42]。虽然短暂性低血糖导致的认知功能损害是可逆的,但持续或严重的低血糖会造成永久性神经元损伤[43]。痴呆的风险随着低血糖发作频率的增加而增加。研究表明,低血糖发作 1 次痴呆风险增加 26%,发作 2 次增加 80%,发作 3 次及以上则增加 94%[44]。其他研究也证实了严重低血糖发生率与痴呆发生率之间的剂量-反应关系[23]。最新证据表明低血糖与认知功能下降、脑容量减少及痴呆有关[42]。较低血糖(<4.7mmol/L 或 85mg/dL)也会增

加无糖尿病病史的老年人发生轻度认知障碍的风险（相对风险［ RR ］为 1.57，95% CI：1.14~2.32），表明低血糖对正常大脑也会产生有害影响[45]。低血糖和痴呆之间的关系也已在新诊断糖尿病的老年患者身上得到证实[38]。三项研究表明低血糖与神经认知功能障碍和轻度认知障碍风险增加之间存在关联[46-48]。低血糖与疗养院老人的认知能力下降有关[41]。近期有关老年糖尿病患者认知功能障碍风险的荟萃分析总结在表 4.2 中，探索低血糖和认知功能障碍相关的研究总结在表 4.3 中（见第 3 章）。

糖尿病和痴呆：临床意义

糖尿病是一种慢性疾病，需要良好的认知功能来执行自我健康管理任务、实现良好的血糖控制及避免急性和慢性并发症。由于痴呆会导致记忆和执行功能障碍，同时患有糖尿病和痴呆的老年人对治疗方案的依从性较差，饮食不规律，并且有体重减轻和营养不良的风险。在一项对 1 398 名 60 岁及以上糖尿病患者的横断面研究中，认知功能障碍与遵守饮食和运动治疗的能力显著相关[49]。执行功能、记忆能力和整体认知的损害已被证明与糖尿病相关计算能力、糖尿病知识、胰岛素剂量调整、胰岛素注射技能、药物依从性、自我护理和血糖监测能力的下降显著相关。同时，这些能力下降都随着年龄的增长而加剧[50]。糖尿病合并痴呆会增加低血糖的风险。研究表明，同时患有糖尿病伴痴呆的老年人发生低血糖的风险是单纯糖尿病患者的 3 倍（分别为 14.2% 和 6.3%，$P<0.001$，校正后的 $HR=3.1$，95% CI：1.5~6.6）[51]。痴呆越严重，低血糖风险越高[52-53]。痴呆还会增加老年糖尿病患者的衰弱风险。痴呆与衰弱可能有共同的致病途径，包括氧化应激增加、修复能力受损和不健康的生活方式[54-55]。与糖尿病相关代谢异常有关的痴呆已被证明比糖尿病相关的阿尔茨海默病更常伴随衰弱，这可能是由于这类患者的炎症过程和氧化应激程度增加[56-57]。国际共识小组提出了新术语"认知衰弱"来描述认知障碍和身体衰弱的同时存在，突出了这两种情况之间的关联[58]。日常生活中的许多任务都需要完好的机体和认知功能，而认知衰弱的发展将进一步对老年糖尿病患者的自我健康管理产生负面影响。

总结

认知功能障碍是老年糖尿病患者的一个重要并发症，这两种疾病可能具有共同的发病机制。我们还认识到，合并糖尿病和痴呆的全球患病率正在上升，这带来了严峻的个人和公共健康问题。随着痴呆的发展和行为异常的出现，糖尿病管理将成为医护人员面临的独特挑战。未来的研究需要开展临床

表 4.2　近期关于老年糖尿病患者认知功能障碍风险的荟萃分析

荟萃分析	患者	目的	主要发现
Ninomiya[26], 2014, 18 项研究	共 55 651 人，平均年龄为 69~88 岁，随访 2.1~15 年	评价糖尿病患者痴呆的风险	糖尿病增加风险： a. 所有痴呆 (HR=1.7, 95% CI:1.5~1.8) b. 阿尔茨海默病 (HR=1.6, 95% CI:1.4~1.8) c. 血管性痴呆 (HR=2.2, 95% CI:1.7~2.8)
Cooper 等[27], 2015, 7 项研究	共 12 281 人，平均年龄 >55 岁	预测轻度认知障碍发展为痴呆	糖尿病是轻度认知障碍发展为痴呆的风险因素 (OR=1.65, 95% CI:1.12~2.43)
Li 等[28], 2016, 14 项研究	共 14 821 人，年龄不详	识别轻度认知障碍发展到阿尔茨海默病的危险因素	糖尿病增加了轻度认知障碍发展为阿尔茨海默病的风险 (RR=1.52, 95% CI:1.2~1.91)
Chatterjee 等[29], 2016, 14 项研究	共 2 310 330 人，平均年龄为 43~83 岁	估计性别与糖尿病相关痴呆的风险	糖尿病增加风险： a. 血管性痴呆 (女性 OR=2.34, 95% CI:1.86~2.94; 男性 OR=1.73, 95% CI:1.61~1.85) b. 非血管性痴呆 (女性 OR=1.53, 95% CI:1.35~1.73; 男性 OR=1.49, 95% CI:1.31~1.69)
Zhang 等[30], 2017, 17 项研究	共 1 746 777 人，其中 710 858 人患有糖尿病	探索糖尿病和阿尔茨海默病的联系	a. 糖尿病增加了阿尔茨海默病的风险 (RR=1.53, 95% CI:1.42~1.63) b. 风险在西方人群 (RR=1.36, 95% CI:1.18~1.53) 中比在东方人群 (RR=1.62, 95% CI:1.49~1.75) 中更高
Kingshuk 等[31], 2018, 12 项研究	共 6 865 人，年龄不详	量化轻度认知障碍发展为痴呆的相对风险	与只有认知功能障碍、无糖尿病的人群相比，糖尿病合并认知功能障碍的人群更容易发展为痴呆 (OR=1.53, 95% CI:1.20~1.97)

CI, 置信区间；HR, 风险比；OR, 优势比；RR, 相对风险。

表 4.3　近期研究探讨低血糖对老年糖尿病患者认知功能障碍风险的影响

荟萃分析	患者	目的	主要发现
Feinkohl[37],前瞻性研究,英国,2014	831名糖尿病患者,年龄60~75岁,随访4年	调查低血糖和认知功能下降的关联,使用标准化的一般能力因子 g	a. 低血糖事件与基线时较差的认知功能存在关联(对于 g 的最低三分位数,OR=2.04,95% CI:1.25~3.31,P=0.004) b. 低血糖病史和低血糖事件均与随访期间的认知功能下降呈正相关(平均调整后的随访 g 分别为 -0.23 和 0.03[P=0.04]以及 -0.21 和 0.05[P=0.03])
Haroon 等[38],前瞻性研究,加拿大,2015	89 115名糖尿病患者,年龄中位数为75岁,随访5年	确定患有或未患有糖尿病患者的痴呆风险	低血糖与痴呆存在关联(HR=1.73,95% CI:1.62~1.84)
Chin 等[39],前瞻性研究,韩国,2016	1 957名糖尿病患者,年龄60岁及以上,随访3.4年	调查低血糖与痴呆或认知功能障碍的关系	a. 低血糖与痴呆独立相关(HR=2.69,95% CI:1.08~6.69,P=0.03) b. 痴呆与低血糖事件数之间存在显著的线性趋势(P=0.03)
Mehta 等[40],前瞻性研究,英国,2016	53 055名糖尿病患者,年龄65岁以上	评估低血糖和痴呆的关联	a. 低血糖会增加痴呆的风险(HR=1.27,95% CI:1.06~1.51) b. 痴呆风险随着低血糖发作次数的增加而增加:1次发作(HR=1.26,95% CI:1.03~1.54),2次发作(HR=1.5,95% CI:1.09~2.08)
Alonso 等[41],前瞻性研究,西班牙,2018	654名养老院居民,平均年龄82.4岁	建立低血糖与认知功能障碍的关系	在患有糖尿病的居民中,低糖化血红蛋白水平(<6.0%)与较高的认知功能障碍相关(P=0.04)
Lee 等[42],前瞻性横断面研究,美国,2018	2 001名糖尿病患者,平均年龄76岁,随访15年	评估低血糖与认知功能下降、脑容量和痴呆的关系	严重低血糖会引起: a. 痴呆相关(OR=2.34,95% CI:1.04~5.27) b. 小脑容量(-0.308 SD,-0.612~-0.004) c. 15年认知变化(-0.14 SD,-0.34~0.06) d. 偶发性痴呆(HR=2.54,95% CI:1.78~3.63)

CI,置信区间;HR,风险比;OR,优势比;SD,标准偏差。

试验来解决与糖尿病合并痴呆的老年人在血糖控制、药物管理和糖尿病自我护理方面的问题。同时还需开展系统性研究，包括这些患者接受定期评估、实现个性化护理计划的障碍、合理的管理策略、整体护理方案以及不同方法和干预措施在不同情况下的适用性。

参考文献

1. Cho NH, Shaw JE, Karuranga S, et al. IDF Diabetes Atlas: global estimates of diabetes prevalence for 2017 and projections for 2045. Diabetes Res Clin Pract 2018;138:271–81.

2. Thorpe CT, Thorpe JM, Kind AJ, et al. Receipt of monitoring of diabetes mellitus in older adults with comorbid dementia. J Am Geriatr Soc 2012;60:644–51.

3. Bordier L, Doucet J, Boudet J, et al. Update on cognitive decline and dementia in elderly patients with diabetes. Diabetes Metab 2014;40:331–7.

4. Gadsby R, Barker P, Sinclair A. People living with diabetes resident in nursing homes–assessing levels of disability and nursing needs. Diabet Med 2011;28:778–80.

5. Middleton LE, affe K. Promising strategies for the prevention of dementia. Arch Neurol 2009;66:1210–5.

6. Kalyani RR, Corriere M, Ferrucci L. Age-related and disease-related muscle loss: the effect of diabetes, obesity, and other diseases. Lancet Diabetes Endocrinol 2014;10:819–29.

7. Arvanitakis Z, Wilson RS, Bienias JL, et al. Diabetes mellitus and risk of Alzheimer disease and decline in cognitive function. Arch Neurol 2004;61:661–6.

8. Luchsinger JA, Reitz C, Patel B, et al. Relation of diabetes to mild cognitive impairment. Arch Neurol 2007;64:570–5.

9. Ahtiluoto S, Polvikoski T, Peltonen M, et al. Diabetes, Alzheimer disease and vascular dementia: a population-based neuropathologic study. Neurology 2011;75:1195–202.

10. Frisardi V, Solfrizzi V, Capurso C, et al. Is insulin resistant brain state a central feature of the metabolic cognitive syndrome? J Alzheimers Dis 2010;21:57–63.

11. de la Monte SM. Insulin resistance and Alzheimer's disease. BMB Rep 2009;42:475–81.

12. Moreno-Gonzalez I, Edwards G III, Salvadores N, et al. Molecular interaction between type 2 diabetes and Alzheimer's disease through cross-seeding of protein misfolding. Mol Psychiatry 2017;22:1327–34.

13. Akter K, Lanza EA, Martin SA, et al. Diabetes mellitus and Alzheimer's disease: shared pathology and treatment? Br J Clin Pharmacol 2011;71:365–76.

14. Passaro A, Nora ED, Morieri ML, et al. Brain-derived neurotrophic factor plasma levels: relationship with dementia and diabetes in the elderly population. J Gerontol A Biol Sci Med Sci 2015;70:294–302.

15. Lu ZK, Li M, Yuan J, et al. The role of cerebrovascular disease and the association between diabetes mellitus and dementia among aged Medicare beneficiaries. Int J Geriatr Psychiatry 2016;31:92–8.

16. Bangen KJ, Gu Y, Gross AL, et al. Relationship between type 2 diabetes mellitus

and cognitive change in a multi-ethnic elderly cohort. J Am Geriatr Soc 2015;63: 1075–83.

17. Takeda M, Martinez R, Kudo T, et al. Apolipoprotein E and central nervous system disorders: reviews of clinical findings. Psychiatry Clin Neurosci 2010;64:592–607.

18. Araki A, Yoshimura Y, Sakurai T, et al. Low intakes of carotene, vitamin B2, panto-thenate and calcium predict cognitive decline among elderly patients with dia-betes mellitus: the Japanese Elderly Diabetes Intervention Trial. Geriatr Gerontol Int 2017;17:1168–75.

19. Batty GD, Li Q, Huxley R, et al. Oral disease in relation to future risk of dementia and cognitive decline: prospective cohort study based on the Action in Diabetes and Vascular Disease: preterax and Diamicron Modified-Release Controlled Eval-uation (ADVANCE) trial. Eur Psychiatry 2013;28:49–52.

20. Janelidze S, Hertze J, Nägga K, et al. Increased blood-brain barrier permeability is associated with dementia and diabetes but not amyloid pathology or APOE ge-notype. Neurobiol Aging 2017;51:104–12.

21. Crane PK, Walker R, Hubbard RA, et al. Glucose levels and risk of dementia. N Engl J Med 2013;369:540–8.

22. Kerti L, Witte AV, Winkler A, et al. Higher glucose levels associated with lower memory and reduced hippocampal microstructure. Neurology 2013;81:1746–52.

23. Lin CH, Sheu WHH. Hypoglycaemic episodes and risk of dementia in diabetes mellitus: 7-year follow-up study. J Intern Med 2013;273:102–10.

24. Cheng G, Huang C, Deng H, et al. Diabetes as a risk factor for dementia and mild cognitive impairment: a meta-analysis of longitudinal studies. Intern Med J 2012; 42:484–91.

25. Gudala K, Bansal D, Schifano F, et al. Diabetes mellitus and risk of dementia: a meta-analysis of prospective observational studies. J Diabetes Investig 2013;4:640–50.

26. Ninomiya T. Diabetes mellitus and dementia. Curr Diab Rep 2014;14:487.

27. Cooper C, Sommerlad A, Lyketsos CG, et al. Modifiable predictors of dementia in mild cognitive impairment: a systematic review and meta-analysis. Am J Psychi-atry 2015;172:323–34.

28. Li JQ, Tan L, Wang HF, et al. Risk factors for predicting progression from mild cognitive impairment to Alzheimer's disease: a systematic review and meta-analysis of cohort studies. J Neurol Neurosurg Psychiatry 2016;87:476–84.

29. Chatterjee S, Peters SA, Woodward M, et al. Type 2 diabetes as a risk factor for dementia in women compared with men: a pooled analysis of 2.3 million people comprising more than 100,000 cases of dementia. Diabetes Care 2016;39:300–7.

30. Zhang J, Chen C, Hua S, et al. An updated meta-analysis of cohort studies: dia-betes and risk of Alzheimer's disease. Diabetes Res Clin Pract 2017;124:41–7.

31. Kingshuk P, Mukadam N, Petersen I, et al. Mild cognitive impairment and pro-gression to dementia in people with diabetes, prediabetes and metabolic syn-drome: a systematic review and meta-analysis. Soc Psychiatry Psychiatr Epidemiol 2018;53:1149–60.

32. Whitmer RA, Biessels GJ, Quesenberry CP, et al. Type 1 diabetes and risk of de-mentia in late life: the Kaiser diabetes & cognitive aging study. Alzheimers De-ment 2015;11(Suppl):179–80.

33. Davis WA, Zilkens RR, Starkstein SE, et al. Dementia onset, incidence and risk in type 2 diabetes: a matched cohort study with the Fremantle Diabetes Study Phase I. Diabetologia 2017;60:89–97.

34. Meng XF, Yu JT, Wang HF, et al. Midlife vascular risk factors and the risk of Alzheimer's disease: a systematic review and meta-analysis. J Alzheimers Dis 2014; 42:1295–310.
35. Rawlings AM, Sharrett AR, Schneider ALC, et al. Diabetes in midlife and cognitive change over 20 years: the atherosclerosis risk in communities neurocognitive study. Ann Intern Med 2014;161:785–93.
36. Roberts RO, Knopman DS, Geda YE, et al. Association of diabetes with amnestic and non-amnestic mild cognitive impairment. Alzheimers Dement 2014;10:18–26.
37. Feinkohl I, Aung PP, Keller M, et al. Severe hypoglycemia and cognitive decline in older people with type 2 diabetes: the Edinburgh type 2 diabetes study. Diabetes Care 2014;37:507–15.
38. Haroon NN, Austin PC, Shah BR, et al. Risk of dementia in seniors with newly diagnosed diabetes: a population-based study. Diabetes Care 2015;38:1868–75.
39. Chin SO, Rhee SY, Chon S, et al. Hypoglycemia is associated with dementia in elderly patients with type 2 diabetes mellitus: an analysis based on the Korea National Diabetes Program Cohort. Diabetes Res Clin Pract 2016;122:54–61.
40. Mehta HB, Mehta V, Goodwin JS. Association of hypoglycemia with subsequent dementia in older patients with type 2 diabetes mellitus. Gerontol A Biol Sci Med Sci 2017;72:1110–6.
41. Alonso MAC, Santos JMM, Vilanova MI, et al. Over effective control of glycemic levels could cause cognitive decline in diabetic geriatric population. Neurol Neurosci Res 2017;1:3.
42. Lee AK, Rawlings AM, Lee CJ, et al. Severe hypoglycaemia, mild cognitive impairment, dementia and brain volumes in older adults with type 2 diabetes: the Atherosclerosis Risk in Communities (ARIC) cohort study. Diabetologia 2018;61:1956–65.
43. Bree AJ, Puente EC, Daphna-Iken D, et al. Diabetes increases brain damage caused by severe hypoglycemia. Am J Physiol Endocrinol Metab 2009;297: E194–201.
44. Whitmer RA, Karter AJ, Yaffe K, et al. Hypoglycemic episodes and risk of dementia in older patients with type 2 diabetes mellitus. JAMA 2009;301:1565–72.
45. Wang F, Zhao M, Han Z, et al. Long-term subclinical hyperglycemia and hypoglycemia as independent risk factors for mild cognitive impairment in elderly people. Tohoku J Exp Med 2017;242:121–8.
46. Duning T, van den Heuvel I, Dickmann A, et al. Hypoglycemia aggravates critical illness-induced neurocognitive dysfunction. Diabetes Care 2010;33:639–44.
47. Aung PP, Strachan MW, Frier BM, et al. Severe hypoglycaemia and late-life cognitive ability in older people with type 2 diabetes: the Edinburgh type 2 diabetes study. Diabet Med 2012;29:328–36.
48. Gao Y, Xiao Y, Miao R, et al. The characteristic of cognitive function in Type 2 diabetes mellitus. Diabetes Res Clin Pract 2015;109:299–305.
49. Feil DG, Zhu CW, Sultzer DL. The relationship between cognitive impairment and diabetes self-management in a population-based community sample of older adults with Type 2 diabetes. J Behav Med 2012;35:190–9.
50. Tomlin A, Sinclair A. The influence of cognition on self-management of type 2 diabetes in older people. Psychol Res Behav Manag 2016;9:7–20.
51. Yaffe K, Falvey CM, Hamilton N, et al, for the Health ABC Study. Association between hypoglycemia and dementia in a biracial cohort of older adults with dia-

betes mellitus. JAMA Intern Med 2013;173:1300-6.

52. de Galan BE, Zoungas S, Chalmers I, et al. Cognitive function and risks of cardio-vascular disease and hypoglycaemia in patients with type 2 diabetes: the action in diabetes and vascular disease: preterax and Diamicron modified release controlled Evaluation (ADVANCE) trial. Diabetologia 2009;52:2328-36.

53. Punthakee Z, Miller ME, Launer LJ, et al. Poor cognitive function and risk of se-vere hypoglycemia in type 2 diabetes—post hoc epidemiologic analysis of the ACCORD trial. Diabetes Care 2012;35:787-93.

54. Searle SD, Rockwood K. Frailty and the risk of cognitive impairment. Alzheimers Res Ther 2015;7:54.

55. Lafortune L, Martin S, Kelly S, et al. Behavioural risk factors in mid-life associated with successful ageing, disability, dementia and frailty in later life: a rapid system-atic review. PLoS One 2016;11:e0144405.

56. Fukazawa R, Hanyu H, Sato T, et al. Subgroups of Alzheimer's disease associ-ated with diabetes mellitus based on brain imaging. Dement Geriatr Cogn Disord 2013;35:280-90.

57. Hirose D, Hanyu H, Fukasawa R, et al. Frailty in diabetes-related dementia. Ger-iatr Gerontol Int 2016;16:653-5.

58. Kelaiditi E, Cesari M, Canevelli M, et al. Cognitive frailty: rational and definition from an (IANA/IAGG) international consensus group. J Nutr Health Aging 2013; 17:726-34.

59. Bunn F, Burn AM, Robinson L, et al. Healthcare organisation and delivery for peo-ple with dementia and comorbidity: a qualitative study exploring the views of pa-tients, carers and professionals. BMJ Open 2017;7:e013067.

第 5 章　糖尿病和痴呆的管理

Sathya Reddy and Ardeshir Hashmi

痴呆和 2 型糖尿病是严重的世界公共卫生问题,患病率随着年龄的增长而上升。糖尿病是痴呆发展的危险因素。认知功能障碍会影响患者的自理能力。此外,社区老年人可能有不同程度的功能障碍,也可能合并其他老年综合征。本文介绍了一种多学科的、针对不同认知水平和日常生活活动障碍患者的治疗方法及治疗目标。3 个案例研究展示了针对不同护理需求的老年糖尿病患者的管理方式。

关键词: 痴呆;糖尿病;老年人;糖尿病管理

要点
- 老年人的痴呆和糖尿病的患病率在上升。
- 老年糖尿病患者罹患痴呆的风险增加。
- 老年患者的治疗应该遵循个体化原则,需要综合考量年龄、合并症情况,以及患者的基础活动能力、工具性日常生活能力和认知功能等因素。

引言

2 型糖尿病(T2DM)的患病率随着年龄的增长而上升。美国疾病控制和预防中心 2017 年的数据显示,全美约有 3 000 万人患有糖尿病,占总人口的 9.4%。65 岁以上的人群中约有 2 310 万处于糖尿病前期[1](表 5.1)。痴呆的患病率同样随年龄增加而上升。2015 年,全球痴呆患病总人数为 4 670 万人,预计在未来几十年内将翻倍[2]。糖尿病和痴呆在老年人中都很常见,并随着年龄的增长而增加,美国退伍军人事务部的数据显示,65~74 岁的糖尿病患者中痴呆和认知功能障碍的患病率为 13.1%,75 岁及以上的糖尿病患者中患病率为 24.2%[3]。糖尿病是痴呆的一个重要危险因素,尤其是阿尔茨海默病和血管性痴呆,T2DM 患者患痴呆风险增加 1.5~2 倍[4,5]。

认知功能障碍可从多个方面影响糖尿病的护理。无论是调整饮食、计算碳水化合物摄入量、服药还是锻炼,糖尿病的护理均需要患者积极参与[6]。根据不同的痴呆程度,认知功能障碍可能会影响患者执行这些任务的能力。因此,解决糖尿病患者的认知功能障碍越来越重要。

表 5.1　糖尿病和糖尿病前期

糖尿病统计一览	糖尿病前期统计一览
总患病数：3 030 万人（美国总人口的 9.4%） 已诊断：2 310 万人 未诊断：720 万人	总患病数：18 岁及以上共有 8 410 万人处于 糖尿病前期（美国成人总数的 33.9%） 65 岁及以上：2 310 万人处于糖尿病前期

引自 Centers for Disease Control and Prevention. National diabetes statistics report，2017. Atlanta，GA：Centers for Disease Control and Prevention，US Department of Health and Human Services；2017.

糖尿病患者认知功能障碍的危险因素

糖尿病是阿尔茨海默病和血管性痴呆的重要危险因素。多项研究表明，患有 T2DM 的老年人罹患痴呆的风险增加[7]。需要评估的特殊危险因素包括高血糖、低血糖和抑郁症。

高血糖

研究表明，病程长且控制不佳的糖尿病易增加认知功能下降的风险，且下降速度也比非糖尿病患者更快[8-10]。高血糖会导致细胞渗透压和氧化应激增加，晚期糖基化终末产物水平增加会导致脑微血管变化以及神经元毒性[11]。

低血糖

有研究表明，低血糖发作会增加痴呆的风险。严重的低血糖可能与认知功能下降速度加快、初始认知功能较差有关[3,12]。患有认知功能障碍的老年人发生低血糖的概率会增加 2 倍，同时，低血糖会加速认知功能的下降[13]。低血糖也与谵妄及跌倒风险有关。低血糖无症状现象随年龄增长逐渐普遍[14]（见第 3 章和第 4 章）。严格控制血糖并未被证实能降低痴呆风险。在控制糖尿病心血管风险控制行动（ACCORD）- 糖尿病记忆（Memory in diabetes，MIND）以及 ACCORDION MIND（即 ACCORD 试验的一个子研究，该研究发现强化降糖治疗会增加死亡率[15]）中，对 55 岁以上的 T2DM 患者分别进行持续 40 个月和 80 个月的强化降糖治疗，结果并未显示出任何认知方面的改善[16]。尽管如此，仍有四分之一的美国老年糖尿病患者正在接受与指南建议相悖的强化控制治疗方案，而这一方案会导致发生低血糖的风险增加[17]。

抑郁症

糖尿病和抑郁症在人群中较为常见。高达 25% 的 T2DM 患者同时患有抑郁症。65 岁以上人群抑郁症的患病率为 31%,而 65 岁以下人群的患病率为 21%[18]。识别和治疗糖尿病患者的抑郁症很重要,因为它会影响糖尿病患者的自我护理能力。研究表明,合并抑郁症的糖尿病患者患痴呆的风险可能更高[19]。一项为期 10 年的痴呆风险评分表明,抑郁症是痴呆的风险因素之一[20]。

如何定义认知功能障碍

识别记忆力的细微变化是很困难的。使用简单用药方案的早期记忆减退患者可能仍保持良好功能状态,因而他们的认知功能障碍很难被察觉。目前的指南建议对 65 岁以上的糖尿病患者进行记忆筛查。简易智力状态评估(Mini-Cog)是一种简短、高效的筛查工具[21],在实践中用于识别认知功能障碍。其他测试,如蒙特利尔认知评估(MoCA)[22]和简易精神状态检查(MMSE)[23],也是识别记忆减退的有效的筛查工具。尽管筛查结果因时间限制而存在争议性,但仍然应该进行筛查,特别是在以下情况下:患者原本血糖控制良好但近期变差,或无法记住药物信息、频繁错过就诊时间[11]。此外,转诊至老年病科或神经科可能更利于对潜在的认知功能障碍患者进行更深入的评估和诊断。

认知功能障碍对糖尿病治疗的影响

认知功能障碍患者发生低血糖和高血糖的风险均增加。低血糖有双向影响:它增加了痴呆的风险,反过来痴呆又增加了低血糖的风险。认知功能障碍患者的血糖控制较差,因为他们无法执行自我护理任务。例如,他们可能忘记服药或注射胰岛素,或者可能服用错误的药物剂量和忘记按时吃饭。这种可能性增加了发生严重低血糖和高血糖的风险。因此,最新的指南包含了对 65 岁及以上人群进行痴呆筛查,并制订治疗方案以防止血糖波动。

制订个体化的血糖目标

大多数糖尿病治疗指南均考虑到了患者的认知功能、预期寿命、整体健康及合并症情况。对于身体状况良好、仅有少数慢性疾病、认知功能和生活能力完好的老年人,应设定较为严格的血糖控制目标,即糖化血红蛋白(HbA1c)水平低于 7.5%[6]。对于患有多种慢性疾病、认知功能障碍和 / 或生活依赖他人的老年人,血糖控制目标则不宜过于严格(HbA1c<8%~8.5%)。此外,作为个体化护理的一部分,一些老年人的血糖控制目标可以合理放松,但应避免出现与低血糖或急性高血糖并发症相关的症状[6]。值得注意的是,考虑到 HbA1c

依赖于红细胞寿命来评估血糖控制,而一些合并症会影响红细胞寿命,如缺铁性贫血、促红细胞生成素的使用、代谢性酸中毒、红细胞增多症和其他血红蛋白相关疾病,因此 HbA1c 不应成为评估老年人血糖控制情况的唯一指标[14]。随着家庭连续葡萄糖监测技术的出现,有望在不久的将来解决这个问题[24]。表 5.2 列出了糖尿病治疗药物的示例。

表 5.2　糖尿病治疗药物

药物分类	花费	低血糖风险	根据肾功能调整剂量	副作用
双胍类	低	低	GFR<30mL/min 禁用	胃肠道副作用:恶心、呕吐、腹泻
噻唑烷二酮类	低	低	肾功能损害时不推荐使用	可导致水肿,避免应用于 CHF 患者 吡格列酮有膀胱癌风险
格列奈类	高	高	肾功能损害时避免应用	适用于餐后血糖升高的患者。若错过一餐,可以跳过一次剂量。多剂量方案可能会增加服药负担
磺脲类	低	高	肾功能损害时慎用	老年人避免服用长效药物,如格列本脲(BEERS 标准)
GLP-1 受体激动剂	高	低	GFR<30mL/min 时不推荐	恶心,呕吐,体重减轻 避免在瘦弱的老年患者中应用
DPP-4 抑制剂	高	低	治疗 CKD 时可应用	耐受性良好,以及一天一次剂量,对体重影响不大
SGLT2 抑制剂	高	低	对糖尿病肾病及 CVD 的二级预防有益	卡格列净有下肢截肢风险 增加 UTI、真菌感染、富尼埃坏疽的风险
胰岛素	高	高	需要滴定到有效剂量,肾功能不全时需要减少剂量	更简单的用药可降低低血糖和高血糖风险

注:CHF,充血性心力衰竭;CKD,慢性肾脏病;CVD,心血管疾病;DPP-4,二肽基肽酶 -4;GFR,肾小球滤过率;GLP-1,胰高血糖素样肽 -1;SGLT2,钠 - 葡萄糖协同转运蛋白 2;UTI,尿路感染。

糖尿病的管理:临床案例模拟

　　糖尿病管理应包括调整生活方式、饮食和运动干预。然而,对于不同程度机体功能和认知障碍的老年人,治疗方案应给予特别的考虑。下面三个案例展示了与每位患者的日常生活活动能力(activities of daily living,ADL)和认知功能对应的治疗选择。处理这些临床案例场景的总体框架为"4M"模型,"4M"代表的是:最重要的事情(What Matters Most)、心智状态(Mentation)、活动能力(Mobility)和药物管理(Medications),该模型目前正被美国的老龄友好健康系统行动所推广[25]。

对患者而言,"最重要的事情"是治疗目标,也就是定义其生活质量的关键内容。这些特定的目标是制订个体化糖尿病管理策略的"北极星"。所有的建议和干预都应旨在帮助患者实现目标。但这些目标也明显受患者的"心智状态"和"活动能力"的影响。如临床上使用的功能评估分期测试中描述的那样[26],痴呆是一个完整的谱系,患者在 IADL(工具性 ADL)和 ADL 方面的依赖性也随着痴呆的进展而逐步增加。"活动能力"涵盖了衰弱,可以通过临床衰弱量表[27]进行形象的描述,同时临床衰弱量表也可以作为有效的教育工具,让患者及其家人可以直观地评估患者的衰弱程度。痴呆、衰弱的进展阶段及由此引发的独立能力丧失,会直接影响患者自主管理糖尿病的能力。该量表还可以帮助确定患者获得最佳的糖尿病临床结局所需的家庭支持水平。

案例 1

一位 80 岁的男性老年患者来进行健康检查。该患者有 10 余年的 T2DM 病史,一直以来血糖控制良好。此外他还有高血压和高胆固醇血症,无冠状动脉病史及脑血管意外。患者独居,日常生活完全可以自理。

药物治疗
- 格列本脲,5mg,每日 1 次
- 阿托伐他汀,40mg,每日 1 次
- 赖诺普利,20mg,每日 1 次

体格检查
- 生命体征:血压,130/60mmHg;没有直立性低血压;脉搏,85 次 /min;呼吸频率,18 次 /min;体重,60kg;身高,170cm
- 胸部 / 心血管 / 腹部查体无特殊
- 神经系统:无局灶性症状,尼龙丝试验阴性
- 精神状态:MoCA 分数,27/30

实验室检查
- 血脂谱:总胆固醇,140mg/dL;高密度脂蛋白,50mg/dL;低密度脂蛋白,80mg/dL

- HbA1c:6.0%
- 全血细胞计数(CBC):正常
- 促甲状腺激素(TSH):3.5mU/L
- 基本代谢组(BMP)电解质正常;尿素氮(BUN)/肌酐(Cr),20/1.1
- 尿蛋白/肌酐比值:低于 12μg/mg

给患者的建议

案例 1 中,这位患者居住在社区,功能自主,无认知功能障碍,代表患者可以在家自行管理糖尿病而无需过多的外部支持。第四个"M"即药物管理,在这种情形下已被适当调整,把停用格列本脲作为预先手段以降低低血糖风险。患者的 HbA1c 水平良好,可能发生间歇性无症状低血糖,临床医生应该检查患者是否有午间低血糖并进行适当的药物调整。正如案例 2 和案例 3 所示,随着患者认知和身体功能的下降,临床管理手段也需要进行相应的调整。

案例 2

一位 75 岁女性,有 30 多年的 T2DM 病史,血糖控制良好,此次来进行常规复诊,既往病史包括高血压、高胆固醇血症、冠状动脉疾病、慢性肾脏病、糖尿病肾病、骨关节炎和黄斑变性。尽管此前规律就诊,但患者此次错过了预约,忘带血糖记录本,也无法回忆起在家检测的血糖数据。患者表示有时候血糖偏低,但却不记得具体数值。患者与丈夫生活在一起,丈夫陪同就诊。患者女儿也住在附近。患者丈夫表示注意到妻子最近更容易忘事,但还可以自己服药,并且她不希望丈夫干扰自己的日常生活。患者比以往更容易重复做一件事情,而且更少做饭了,导致他们经常外出就餐。此外,患者视力下降。患者过往的电子病历记录显示,过去一个月患者有 2 次因为低血糖在急诊就诊。

药物治疗

- 二甲双胍,500mg,每日 2 次
- 甘精胰岛素,20U,睡前
- 普通胰岛素,5U,随餐
- 氯沙坦,50mg,每日 1 次
- 普伐他汀,20mg,每日 1 次
- 阿替洛尔,25mg,每日 1 次
- 眼部维生素,1 粒,每日 1 次
- 对乙酰氨基酚(治疗关节炎),1 粒,每日 1 次

询问患者的药师后,会发现患者没有按时服用阿替洛尔和二甲双胍,没有正确注射胰岛素,自行注射胰岛素时存在困难。

体格检查

- 一般情况:邋遢
- 生命体征:血压 160/80mmHg;心率 84 次 /min;呼吸频率 20 次 /min;体重 68kg,近 6 个月体重下降 4.5kg
- 胫后动脉和足背动脉搏动 2+,尼龙丝试验提示患者感觉减退,双手可见骨关节炎改变,其余查体无特殊
- 精神状态:MoCA 分数,18/30

实验室检查

- HbA1c:9.2%
- 血糖:284mg/dL
- Bun/Cr:25/1.3
- 转氨酶正常
- CBC、TSH 和维生素 B_{12} 水平正常

给患者的建议

该患者存在糖尿病相关的微血管和大血管并发症。高血糖和低血糖发作与痴呆存在双向关联。HbA1c 水平高并不代表患者没有发生低血糖。从既往病史和记忆力检测来看,患者存在认知功能障碍,会增加低血糖风险并影响饮食和用药的依从性。患者还存在其他的合并症,包括视力下降、关节异常及多重用药。

通过多学科合作,包括社工参与、通过当地社区项目协助配送餐食、通过预包装药盒进行家庭药物配送,将有助于为患者提供一个更安全的环境。家庭成员协助提醒患者用餐、用药并追踪患者的日常血糖水平是非常重要的。应该制订切实可行的活动目标来提高患者的身体活动能力,比如每天步行数次,每次 5~10min。对患者的用药方案进行简化,包括停用短效胰岛素以降低低血糖风险。将胰岛素方案从多针改为 1 针,减少低血糖的发作次数和糖尿病相关的心理压力[28]。

该患者的长效胰岛素也从注射瓶改成了注射笔以降低注射用药难度。为了降低空腹低血糖的风险,并考虑到老年人高血糖以餐后血糖升高为主,注射的时间也从晚上改成了早上[29]。如果超过 50% 的血糖值高于目标,那么每 7~10 天增加 2~3 个单位基础胰岛素的剂量,逐步调整空腹血糖水平至 90~150mg/dL。如果空腹血糖水平连续 2 次及以上低于 80mg/dL,则基础胰岛素减少 2 个单位。非胰岛素降糖药物应根据餐后血糖进行调整。患者的 HbA1c 目标是小于 8.5%。

认知功能的逐步下降已经影响了患者独立监测血糖、处理低血糖、使用

复杂的用药方案及遵循营养计划和规律运动的能力。由此导致的 IADL 依赖程度加重,需要与患者和家人讨论是否过渡到更高水平的护理,如辅助生活机构。

需要仔细考虑这种过渡的利弊。虽然药物治疗和血糖监测可能会得到优化,但患者在机构中对于饮食的掌控将减弱[14]。此外,辅助照料机构与患者的家庭医生和 / 或内分泌科医生团队之间的沟通至关重要。在这种情况下,家庭支持可能更为合适。

2 周后的随访

2 周后,患者体重增加 0.9kg 且未再出现低血糖。这次随访患者的女儿也来了。患者的血糖日志显示患者每天规律检测 1 次血糖,空腹血糖波动在 140~150mg/dL,间断检测晚餐前的血糖,血糖水平在 170~200mg/dL。患者看起来依从性更好,更加平静。患者的脑 CT 显示仅有轻度的微血管病变,开始服用多奈哌齐治疗痴呆。

3 个月后的随访

3 个月后,患者对多奈哌齐 5mg 耐受良好,在每一次家庭会面中,其记忆力似乎都保持稳定。HbA1c 值为 7.8%,体重稳定在 71kg 左右。

案例 3

一位 88 岁女性,既往病史包括糖尿病、高血压、高胆固醇血症和严重的痴呆,日常生活均需要协助。她最近搬到了长期照料机构。你是他在照料机构的主治医师,你第一次见她的时候,你发现她很开心也很清醒,但说话有点含糊不清,不太善于交际。她大部分时间都卧床不起,但会到餐厅吃饭。她看起来并不窘迫,但无法表达任何担忧。护士们注意到她看起来很和蔼可亲,没有任何行为问题。

药物治疗

- 二甲双胍,500mg,每日 2 次
- 辛伐他汀,10mg,每日 1 次
- 多奈哌齐,5mg,每日 1 次
- 依那普利,5mg,每日 1 次

体格检查

- 生命体征:血压,134/58mmHg;心率,64 次 /min;体重,56kg
- 患者存在时间、人物、空间定向障碍,言语含糊不清,其余查体未见明显异常

实验室检查

- BMP 和 CBC 未见明显异常；BUN，25mg/dL；Cr，1.6mg/dL；估算肾小球滤过率（estimated glomerular filtration rate，eGFR），28mL/min
- 维生素 B_{12} 和 TSH 水平正常
- HbA1c：7.4%

给患者的建议

患者的严重痴呆影响了其日常生活能力，应与患者家属讨论治疗目标，预防糖尿病血管并发症已不再是长期目标，该患者可能更合适姑息治疗和症状缓解。由于患者的 eGFR 降低，二甲双胍也可能需要停用。停用辛伐他丁、多奈哌唑和二甲双胍以降低用药负担，同时应监测她的血糖和代谢控制情况。治疗目标应是避免高血糖症状，维持水电解质平衡。

照护管理计划需要与患者的衰弱情况和护理总体目标一致，否则将难以打破与患者意愿不符、可避免的住院转诊的恶性循环。由于患者的认知功能和身体功能严重衰退，必须考虑患者预期寿命有限，并将重点放在改善生活质量上。以患者及其家属共同定义的健康结果和照护偏好为核心指导理念的患者优先照护模式，旨在彻底改变患有多种合并症（包括糖尿病和痴呆）的老年人与年龄匹配的质量指标[30]。

总结

全球人口老龄化预示着糖尿病并发痴呆的患病率不断上升。每年一次的认知和功能评估使得根据个人认知和功能状态制订个体化诊疗计划和早期干预成为可能。多学科团队是其中不可或缺的部分，包括招募患者/家庭支持。治疗的简化、去强化并避免诱发低血糖非常重要。伴随着进展中的认知功能和身体功能障碍，关于转入更高级的护理支持机构、血糖目标的宽松化及与总体诊疗目标的兼容性的讨论决定了应进行何种最佳临床实践，并为老龄化的未来提供蓝图。

参考文献

1. Centers for Disease control and Prevention. National diabetes statistics report, 2017. Atlanta (GA): Centers for Disease Control and Prevention, US Department of Health and Human Services; 2017.
2. Prince M, Wilmo A, Guerchet M, et al. World Alzheimer report 2015: the global impact of dementia. Alzheimers Dis Int 2015.
3. Feil DG, Rajan M, Soroka O, et al. Risk of hypoglycemia in older veterans with dementia and cognitive impairment: implications for practice and policy. J Am Geriatr Soc 2011;59(12):2263–72.

4. Ott A, Stolk RP, van Harskamp F, et al. Diabetes mellitus and the risk of dementia: the Rotterdam Study. Neurology 1999;53(9):1937–42.
5. Peila R, Rodriguez BL, Launer LJ, Honolulu-Asia Aging Study. Type 2 diabetes, APOE gene, and the Rlsk for dementia and related pathologies. Diabetes 2002;51(4):1256–62.
6. American Diabetes Association. 12. Older adults: standards of medical care in diabetes-2019. Diabetes Care 2019;42(Suppl 1):S139–47.
7. Mayeda ER, Whitmer RA, Yaffe K. Diabetes and cognition. Clin Geriatr Med 2015; 31(1):101–15, ix.
8. Yaffe K1 FC, Hamilton N, Schwartz AV, et al. Diabetes, glucose control, and 9-year cognitive decline among older adults without dementia. Arch Neurol 2012; 69(9):1770–5.
9. Tuligenga RH, Dugravot A, Tabák A, et al. Midlife type 2 diabetes and poor gly-caemic control as risk factors for cognitive decline in early old age: a post-hoc analysis of the Whitehall II cohort study. Lancet Diabetes Endocrinol 2014;2(3): 228–35.
10. Spauwen PJ1 KS, Verhey FR, Stehouwer CD, et al. Effects of type 2 diabetes on 12-year cognitive change: results from the Maastricht Aging Study. Diabetes Care 2013;36(6):1554–61.
11. Munshi MN. Cognitive dysfunction in older adults with diabetes: what a clinician needs to know. Diabetes Care 2017;40(4):461–7.
12. Lin CH, Sheu WH. Hypoglycaemic episodes and risk of dementia in diabetes mellitus: 7-year follow-up study. J Intern Med 2013;273(1):102–10.
13. Feinkohl I, Aung PP, Keller M, et al, Edinburgh Type 2 Diabetes Study (ET2DS) Investigators. Severe hypoglycemia and cognitive decline in older people with type 2 diabetes: the Edinburgh type 2 diabetes study. Diabetes Care 2014; 37(2):507–15.
14. Leung E, Wongrakpanich S, Munshi MN. Diabetes management in the elderly. Diabetes Spectr 2018;31(3):245–53. https://doi.org/10.2337/ds18-0033.
15. Action to Control Cardiovascular Risk in Diabetes Study Group, Gerstein HC, Miller ME, Byington RP, et al. Effects of intensive glucose lowering in type 2 dia-betes. N Engl J Med 2008;358(24):2545–59.
16. Murray AM, Hsu FC, Williamson JD, et al, Action to Control Cardiovascular Risk in Diabetes Follow-On Memory in Diabetes (ACCORDION MIND) Investigators. AC-CORDION MIND: results of the observational extension of the ACCORD MIND randomised trial. Diabetologia 2017;60(1):69–80.
17. Arnold SV, Lipska KJ, Wang J, et al. Use of intensive glycemic management in older adults with diabetes mellitus. J Am Geriatr Soc 2018;66(6):1190–4.
18. Katona W, Pedersen HS, Ribe AR, et al. Effect of depression and diabetes melli-tus on the risk for dementia: a national population-based cohort study. JAMA Psy-chiatry 2015;72(6):612–9.
19. Katon W, Lyles CR, Parker MM, et al. Association of depression with increased risk of dementia in patients with type 2 diabetes: the Diabetes and Aging Study. Arch Gen Psychiatry 2012;69(4):410–7.
20. Exalto LG, Biessels GJ, Karter AJ, et al. Risk score for prediction of 10 year de-mentia risk in individuals with type 2 diabetes: a cohort study. Lancet Diabetes Endocrinol 2013;1(3):183–90.

21. Sinclair AJ, Gadsby R, Hilson R, et al. Brief report: use of the Mini-Cog as a screening tool for cognitive impairment in diabetes in primary care. Diabetes Res Clin Pract 2013;100(1):23–5.

22. Nasreddine ZS, Phillips NA, Bedirian V, et al. The Montreal Cognitive Assessment, MoCA: a brief screening tool for mild cognitive impairment. J Am Geriatr Soc 2005;53(4):695–9.

23. Folstein MF, Folstein SE, McHugh P. Mini Mental State: a practical method for grading the cognitive state of patients for the clinician. J Psychiatr Res 1975; 12(3):189–98.

24. Ruedy KJ, Parkin CG, Riddlesworth TD, Graham C for the DIAMOND Study Group. Continuous glucose monitoring in older patients with Type I and Type II Diabetes using multiple daily injections of Insulin: results from the Diamind trial. J Diabetes Sci Technol 2017;11(6):1138–46.

25. Allen K, Ouslander JG. Age-friendly health systems: their time has come. J Am Geriatr Soc 2017;66(1):19–21.

26. Sclan SG, Reisberg B. Functional assessment staging (FAST) in Alzheimer's disease: reliability, validity, and ordinality. Int Psychogeriatr 1992;4(Suppl 1):55–69.

27. Rockwood K, Song X, MacKnight C, et al. A global clinical measure of fitness and frailty in elderly people. CMAJ 2005;173(5):489–95.

28. Munshi MN, Slyne C, Segal AR, et al. Simplification of insulin regimen in older adults and risk of hypoglycemia. JAMA Intern Med 2016;176(7):1023–5.

29. Munshi MN, Pandya N, Umpierrez GE, et al. Contributions of basal and prandial hyperglycemia to total hyperglycemia in older and younger adults with type 2 diabetes mellitus. J Am Geriatr Soc 2013;61(4):535–41.

30. Tinetti ME, Esterson J, Ferris R, et al. Patient priority-directed decision making and care for older adults with multiple chronic conditions. Clin Geriatr Med 2016;32(2):261–75.

第 6 章　肾脏评估及保护

Rawan Amir, Sara Suhl and Charles M. Alexander

糖尿病和糖尿病肾病在老年人群中发病率越来越高。糖尿病肾病在老年人群中也越来越普遍,而该人群往往有多种合并症,这改变了疾病的病理生理机制及主要死亡原因。当前患者死亡多与心血管事件而非终末期肾病进展相关,这解释了为什么近期临床试验更加关注改善糖尿病患者心血管结局。本文重点阐述老年人与年轻人在治疗方式和治疗目标上的差异。此外,本文还讨论了近年来使用钠 - 葡萄糖协同转运蛋白 2 抑制剂和胰高血糖素样肽 -1 受体激动剂在肾脏获益方面的临床试验。

关键词:糖尿病肾病;2 型糖尿病;蛋白尿;慢性肾脏病

要点
- 重点阐述老年人群糖尿病肾病的规范化筛查和评估。
- 关注老年糖尿病患者和年轻患者在治疗策略方面的异同。
- 提高某些口服降糖药物肾脏获益的认识,尤其是钠 - 葡萄糖协同转运蛋白 2 抑制剂和胰高血糖素样肽 -1 受体激动剂。

在 20 世纪 60 年代,确诊糖尿病肾病等同于诊断为不治之症。当时很少有人知晓此病的进展过程,然而医生们意识到伴随血糖升高的蛋白尿往往与快速恶化的肾衰竭相关。他们发现与老年糖尿病患者相比,年轻糖尿病患者更易发展为糖尿病肾病(diabetic nephropathy,DN)。DN 患者一旦出现持续性的蛋白尿,几乎都会发展为终末期肾病(end-stage renal disease,ESRD),近 50% 的蛋白尿患者在十年内会进展为 ESRD[1]。随着时间的推移,医学界对 DN 也有了更深入的了解,从而更好地评估、监测及治疗这个 21 世纪常见的糖尿病并发症。

在临床诊疗中,不同症状及严重程度的 DN 患者需要分别对待,不能混为一谈。有的患者症状轻微,肾功能良好,有的患者有明显的肾衰竭症状和体征,需要肾脏替代治疗。为区分不同严重程度的 DN 患者,并确保所有医生达成一致意见以保证诊疗规范,学会建立了糖尿病肾病分类系统。

该分类标准于 2014 年由糖尿病肾病联合委员会制定,根据尿白蛋白 /

肌酐比值(albumin to creatinine ratio,ACR)和估算肾小球滤过率(estimated glomerular filtration rate,eGFR)将 DN 分为 5 期:1 期即肾病前期,尿白蛋白正常(ACR<30mg/g),eGFR≥30mL/(min·1.73m²);2 期即早期肾病,微量白蛋白尿(ACR 为 30~299mg/g),eGFR≥30mL/(min·1.73m²);3 期即显性肾病,有大量白蛋白尿(ACR≥300mg/g)或持续性尿蛋白≥0.5g,伴 eGFR≥30mL/(min·1.73m²);4 期是肾衰竭阶段,包括任何患有糖尿病肾病和 eGFR<30mL/(min·1.73m²)的患者;5 期需要肾脏替代治疗,包括透析和肾移植[2-3]。

另一种更为常用的慢性肾脏病(CKD)分类根据患者的 eGFR 和白蛋白尿的严重程度进行分期。按 eGFR 分为 G1 至 G5,按 ACR 分为 A1 至 A3(图 6.1)。

				持续性白蛋白尿分类		
				A1	A2	A3
				正常至轻度升高	轻度升高	重度升高
KDIGO 2012				<30mg/g <3mg/mmol	30~300mg/g 3~30mg/mmol	>300mg/g >30mg/mmol
GFR分类 (ml/min/1.73m²)	G1	正常或偏高	≥90			
	G2	轻度降低	60~89			
	G3a	中度降低	45~59			
	G3b	中度-重度降低	30~44			
	G4	重度降低	15~29			
	G5	肾衰竭	<15			

绿色:低风险(如果没有其他肾脏病的标注物);黄色:中风险;橘色:高风险;红色:极高风险

图 6.1 慢性肾脏病的预后 - 基于肾小球滤过率和白蛋白尿分类。GFR,肾小球滤过率。(引自 Kidney Disease:Improving Global Outcomes(KDIGO). 2012 clinical practice guideline for the evaluation and management of chronic kidney disease.)

为准确估算肾小球滤过率(glomerular filtration rate,GFR)且避免采集 24 小时尿液,学界开发了多种计算公式。历史上最常使用的是 1973 年基于 249 名男性数据开发的 Cockcroft-Gault 公式。该公式没有根据体表面积进行校正,未使用标准化的肌酐值,现已不推荐使用。另一个是肾脏病饮食改良简化公式(Modification of Diet and Renal Disease,MDRD)。最近,新创立的慢性肾脏病流行病学合作研究公式(Chronic Kidney Disease Epidemiology Collaboration equation,CKD-EPI 公式)比 MDRD 更为精确,尤其是在 GFR 超过 $60mL/(min \cdot 1.73m^2)$ 的时候,而在 GFR 低于 $60mL/(min \cdot 1.73m^2)$ 时两个公式的检验效能一致[4]。这些公式都不能准确表示老年人群的 eGFR,往往出现高估现象。因此,在估算老年人群的 GFR 时,将年龄作为独立变量是至关重要的。后续改进的 MDRD 和 CKD-EPI 公式均将年龄纳入独立变量进行校正。

通常用血肌酐来估算 GFR。然而,两项大型的荟萃分析指出,相比肌酐,半胱氨酸蛋白酶抑制剂 C 能更好地评估肾功能。由于半胱氨酸蛋白酶抑制剂 C 检测更为昂贵,且不像肌酐检测那样普及,因此,目前只有对于缺乏其他肾功能异常标志物的患者才建议使用半胱氨酸蛋白酶抑制剂 C 来确诊 CKD[5]。

与体内其他器官类似,肾脏也会受到衰老的影响。这种变化从 30 岁开始并随着年龄增加而持续发展。无论患者是否有合并症,这些变化都会发生,但合并症会影响肾功能衰退的速度和严重程度。年龄相关的肾脏功能变化主要表现为 GFR 持续下降[6]。现今 GFR 下降速率仍是学界讨论的焦点。MDRD 研究报告 GFR 年降幅为 $3.8mL/(min \cdot 1.73m^2)$,而其他荷兰的研究显示年降幅仅为 $0.4mL/(min \cdot 1.73m^2)$[7]。目前存在的争议是测量 GFR 的方法可否准确地反映老年人群肾功能的变化。GFR 测定的金标准是菊粉或肌酐的 24 小时清除率,而更常用的是基于血肌酐水平和年龄的计算公式。然而,肌酐的生成以及相应的血清水平都与肌肉量相关,但老年人的肌肉量会随着正常老化显著减少;此外,影响 eGFR 准确性的另一个原因是肌酐和 GFR 之间存在双曲线关系,导致敏感性降低,尤其是当 GFR 超过 $50mL/(min \cdot 1.73m^2)$ 时[8]。这些问题都决定了老年人群尤其是 70 岁以上群体仍需更为准确的公式来估算 GFR。

老年人的肾脏改变在宏观上表现为肾脏体积的减小和囊肿增多。有研究证实肾脏的体积与年龄成负相关,平均每十年肾脏体积缩小约 $16cm^3$[9]。有研究报道该数值可增加至 $22cm^3$。这类研究不仅量化了肾脏体积缩减速率,还揭示了衰老过程中肾脏解剖结构的特征性改变:肾皮质萎缩、肾髓质代偿性增厚。这一发现解释了肾脏体积变化不明显的原因,即髓质代偿性增厚弥补了皮质的损失。当随时间推移,代偿机制失效,肾脏体积开始缩小,这种改变往往发生在 50 岁左右[10]。另一个肾脏变化是单纯性肾囊肿(多见于皮质而非髓质)的数量和体积随年龄增加,且男性发生率高于女性[11]。

随着人口预期寿命延长,老年群体的健康问题也更加常见。糖尿病肾病正在成为一种主要发生在老年人中的疾病。2005—2008 年的美国健康营养检查调查结果显示,20~44 岁人群糖尿病患病率约 3.7%,45~64 岁人群约 13.7%,65 岁及以上人群患病率高达 26.9%。美国疾病控制和预防中心等机构估算,未来 20 年糖尿病患病率将增加一倍。这并不是因为发病率增加,而是由于人口预期寿命延长。因此,糖尿病和糖尿病肾病将在 65 岁及以上老年人群中更为常见[12]。

随着糖尿病肾病开始影响往往有多种并发症的老年群体,糖尿病肾病本身的发病机制也发生了改变。肾活检显示典型的 Kimmelstiel-Wilson 结节减少,而高血压和缺血性改变(可能源于动脉粥样硬化)成为更常见的病理表现。随着致病因素的变化,老年人群糖尿病肾病的管理策略也亟待调整。

为了充分认识普通人群和老年人群在糖尿病肾病管理上的差异,我们首先回顾普通人群糖尿病肾病管理的指南。目前普通人群糖尿病肾病的筛查和治疗指南由美国国家肾脏基金会和美国糖尿病协会制定。该指南要求至少每年进行一次尿液 ACR 筛查,以筛查有糖尿病肾病风险的患者[13-15]。

指南建议糖尿病肾病患者使用的主要治疗药物为血管紧张素转换酶抑制剂(ACEI)或血管紧张素受体阻滞剂(angiotensin receptor blockers,ARB),也称为肾素 - 血管紧张素 - 醛固酮系统(renin-angiotensin-aldosterone system,RAAS)阻滞剂。上述药物可以控制白蛋白尿,同时稳定血压水平。具体应用指征包括:ACR 在 30~299mg/g 的患者应当使用,ACR≥300mg/g 或 GFR<60mL/$(min \cdot 1.73m^2)$ 的患者则强烈推荐使用。GFR<60mL/$(min \cdot 1.73m^2)$ 的患者需进行 CKD 并发症的筛查。当 GFR<30mL/$(min \cdot 1.73m^2)$ 时,患者需转诊到肾脏科,评估未来是否需进行肾脏替代治疗。只有血压正常但 ACR>30mg/g 时,才建议糖尿病患者使用该药物(美国国家肾脏基金会的建议,2C 级)[13-14]。对于目标血压的控制,糖尿病且出现蛋白尿的患者建议血压控制在 130/80mmHg 以下,无蛋白尿者可放宽至 140/90mmHg[14]。

建议使用降低密度脂蛋白药物如他汀类药物,来控制糖尿病患者的高胆固醇血症[14]。降糖药物推荐使用钠 - 葡萄糖协同转运蛋白 2 抑制剂(sodium-glucose cotransporter-2 inhibitor,SGLT2i)或胰高血糖素样肽 -1 受体激动剂(glucagon-like peptide-1 receptor agonist,GLP-1RA)。有研究证实 SGLT2i 可减缓糖尿病患者 CKD 的进展,GLP-1RA 可减少白蛋白尿[13-14]。

这些指南在老年人群中的应用存在哪些差异?老年糖尿病患者更可能死于心血管事件而非进展至 ESRD。血糖控制良好可减少糖尿病肾病和其他微血管并发症的发生率,但并没有足够的证据表明强化血糖控制可以减少大血管病变或心血管事件,而且在老龄群体还面临各种原因导致的竞争性死亡风险。因此,在老年人群糖尿病管理过程中,糖化血红蛋白(HbA1c)的控制目标值仍存在争议。

在相关合并症的控制方面,建议年轻患者使用 RAAS 阻滞剂。年轻群体大多为 1 型糖尿病患者,其糖尿病肾病的病理主要表现为微血管病变。RAAS会加剧肾小球蛋白质的超滤,从而恶化蛋白尿;因此阻断该系统可改善蛋白尿,进而改善糖尿病肾病。而老年糖尿病肾病更多表现为大血管病变,RAAS可确保肾脏正常血流从而防止缺血并发挥保护作用[12]。多项临床试验支持这一理论,包括,该试验在 2 型糖尿病(T2DM)患者中进行使用心血管和肾脏疾病终点(ALTITUDE)的 Aliskiren 试验,以及正在进行的替米沙坦单独和联合雷米普利的全球终点试验(On Target),这些试验表明对 T2DM 患者采用阻断 RAAS 系统的联合治疗可能是有害的,会增加急性肾损伤、低血压和高血钾的风险[16]。因此,必须警惕在老年人群中过度治疗和过度阻断 RAAS系统。

下一个问题是老年人群收缩压的目标值是多少? 当前已有很多相关试验和研究。一项针对 881 名 T2DM 患者的观察性研究结果显示,75 岁及以上的患者的血压和死亡率呈负相关。收缩压和舒张压每降低 10mmHg,死亡率分别增加 20% 和 26%,而在年轻患者中未发现这种关联[17]。控制糖尿病心血管风险控制行动(ACCORD)试验(平均年龄 62.2 岁)表明将血压控制在140/90mmHg 以下并未改善死亡率,且收缩压目标值 <120mmHg(与 140mmHg相比)会增加肾功能受损和低钾血症的风险[18]。这些研究结果也得到了国际维拉帕米 SR 群多普利研究(INVEST,平均年龄 66 岁)的证实,该研究显示,收缩压控制在 130~139mmHg 和收缩压低于 130mmHg 时死亡率无显著差异[19]。因此,目前推荐老年患者的收缩压控制目标是 140mmHg。

与年轻人相比,老年患者往往较为衰弱,在服药时更容易出现副作用。因此,要注意在治疗高血压时,老年人群最好从低剂量开始,根据耐受程度逐渐增加剂量。此外,要加强宣传教育,让患者本人和家人了解药物可能存在的副作用。许多老年患者使用利尿剂,如噻嗪类或袢利尿剂,出现相应并发症如脱水、低血压、心动过速和少尿,最终住院治疗。患者和护理人员必须警惕这些副作用,并尽快告知医生以调整治疗措施。此外,对于使用 ACEI 或 ARB 的患者,需要密切监测血钾和肌酐水平。

有关血脂异常,目前普遍认为他汀类药物可减少老年患者心血管事件的发生。他汀类药物治疗效果一般很快就能显现出来(在开始治疗的 1~2 年内),因此除了预期寿命短的患者,建议老年患者使用他汀类药物治疗。目前,还没有足够的数据可供制定明确的胆固醇目标值。然而,观察性研究表明,80岁以上患者的高死亡率与最低总胆固醇低于 100mg/dL(5.5mmol/L)有关[20]。

多项研究表明,老年人群胆固醇水平较高与痴呆风险降低有关。可以得出的结论是,在治疗糖尿病和糖尿病肾病方面,老年患者必须根据个体特征和预期寿命制订个体化治疗方案。

中年和老年患者的饮食和生活方式干预策略是相似的。糖尿病肾病患者每日蛋白质摄入量应限制在 0.8~1.0g/kg。如果 eGFR 低于 60mL/(min·1.73m²),蛋白质每日摄入量应降至 0.8g/kg 以下。最好摄入植物来源蛋白质而不是动物来源蛋白。此外,还建议限制盐的摄入量以改善血压控制。事实证明,如果控制得当,限盐与服用单一降压药在控制血压方面疗效相当。目前的建议是,尽可能将盐的摄入量限制在每天 5~6g 甚至更少。吸烟是 CKD 和糖尿病肾病的一个主要危险因素,因此所有年龄段的糖尿病患者都应戒烟[21]。

到目前为止,讨论都是围绕着伴有 GFR 降低和蛋白尿的糖尿病肾病。然而,无蛋白尿症状的糖尿病肾病正日益受到关注。随着现代医学的进步,糖尿病患者的蛋白尿发生率下降。然而,对于不伴蛋白尿的糖尿病肾病进展,目前仍缺乏经证实有效的预防性药物治疗方案。

传统观点认为糖尿病肾病的发展遵循特定的路径:从尿白蛋白正常排泄(ACR<30mg/g)开始,发展到中度蛋白尿(ACR 为 30~300mg/g),最后是严重蛋白尿(ACR>300mg/g)。在 ACR 明显恶化后,GFR 开始下降。然而最新观察发现,即使患者尿白蛋白排泄正常或轻度升高(可能因使用 RAAS 阻滞剂),GFR 仍会显著恶化。这反过来促进了对低 GFR 且 ACR 未升高的糖尿病患者的研究。一项针对美国国家健康与营养调查数据的大型研究结果显示,每 6 例糖尿病成年患者中就有一例 GFR 低于 60mL/(min·1.73m²)。更令人惊讶的是,这些低 GFR 的患者中,近一半的患者并没有蛋白尿。研究人员还发现,低 GFR 且无蛋白尿的糖尿病患者的死亡率呈上升趋势,而低 GFR 且伴有蛋白尿(ACR>30mg/g)的患者的预后反而有所改善[22]。

关于不伴蛋白尿糖尿病肾病的临床病程,一项追踪 1 型(935 例)和 2 型(1 984 例)糖尿病患者的研究揭示了两种路径:第一条路径代表了大多数患者(1 型 86%,2 型 90%),在诊断为 3 期 CKD 后,GFR 出现改善,随后逐渐降低。最初 GFR 的改善可能与诊断为 3 期 CKD 后的治疗有关。另一条路径包括少数患者,表现为 GFR 最初快速下降后进入平台期或轻微回升[23]。这表明即使是没有蛋白尿的糖尿病患者,其 GFR 下降的速度也比非糖尿病患者快。

大多数老年糖尿病患者死于与糖尿病相关的心脏合并症,而不是 ESRD。糖尿病控制不佳的患者更容易出现心脏并发症。eGFR 降低和高 ACR 都是心力衰竭的独立危险因素。一项 2018 年对 5 801 名患者的研究结果显示两者并存时风险更高。然而,不仅仅是糖尿病肾病和高 ACR 的患者面临心脏并发症的风险[24]。最新研究证实,无蛋白尿的 DN 患者同样面临心血管疾病风险,尽管 ACR 正常 / 较低,低 eGFR 的糖尿病患者仍比普通人群更容易发生心血管事件。一项纳入 18 227 名糖尿病患者且为期 5 年的随访研究发现,死亡率最高的是低 eGFR 而高 ACR 的患者,其次是低 eGFR 而 ACR 正常的患者[25]。因此,研究重点发生了很大的转变,以进一步了解不同 ACR 水平糖尿病患者的 CV 事件,从而找到改善患者预后、发病率和死亡率的最佳治疗方式。

尽管二甲双胍和磺脲类药物仍广泛用于治疗 T2DM,但新型降糖药物在降低 HbA1c、改善血糖控制的同时还有诸多益处。GLP-1RA 和 SGLT2i 是近期多项心血管结局试验的研究对象。虽然这些试验的重点(只有一个例外)是心血管结局,但这些研究中的微血管和肾脏结局为这两类药物可能带来的肾脏保护作用提供了证据[26]。

GLP-1RA 是一组通过模仿肠促胰岛素 GLP-1 发挥作用的药物。GLP-1 能增加胰岛素的释放,同时减少胰高血糖素的分泌,从而降低空腹和餐后的血糖水平。已有研究证实,GLP-1RA 通过降低肥胖、高血压、高血糖和血脂异常等风险,发挥保护肾脏的作用。此外,GLP-1RA 可能直接调节肾小管和肾小球功能[27]。四项心血管结局试验将 GLP-1RA 的肾脏疗效作为次要结局指标进行了评估,包括 ELIXA(利司那肽对急性冠脉综合征的疗效评估)、LEADER(利拉鲁肽在糖尿病中的作用:心血管结局评估)、SUSTAIN-6(评估 T2DM 患者使用司美格鲁肽的心血管和其他长期结局的试验)和 EXSCEL(艾塞那肽降低心血管事件研究)。

ELIXA 试验首次报告了 GLP-1RA 类药物的肾脏结局。该试验对 6 000 多名在过去 6 个月(<180 天)内发生过急性冠状动脉事件的 T2DM 患者进行随访,对比利司那肽(一种短效 GLP-1RA)与安慰剂对心血管和肾脏的影响(图 6.2)[27]。

LEADER 试验纳入随访了 9 340 例有高危心血管事件风险的 T2DM 患者,比较利拉鲁肽与安慰剂组的心血管和肾脏结局。LEADER 试验预设的肾脏结局是新发肾病或肾病恶化。这一复合结局包括新发或持续大量蛋白尿、血肌酐翻倍、eGFR≤45ml/(min·1.73m^2)、需要肾脏替代治疗,以及由肾病导致的死亡。

结果显示,使用利拉鲁肽治疗 3.8 年后,患者的肾脏复合结局风险减少了 22%(95% CI:8%~33%;P=0.003),主要归因于蛋白尿减少 26%。然而,肾终末期肾病(ESKD)或由肾病导致死亡的结局并没有受到影响。此外,即使在校正了体重、HbA1c 和血压改善后,LEADER 试验发现利拉鲁肽的肾脏获益与血糖水平无关。利拉鲁肽能延缓 eGFR 下降速度——较安慰剂组减缓

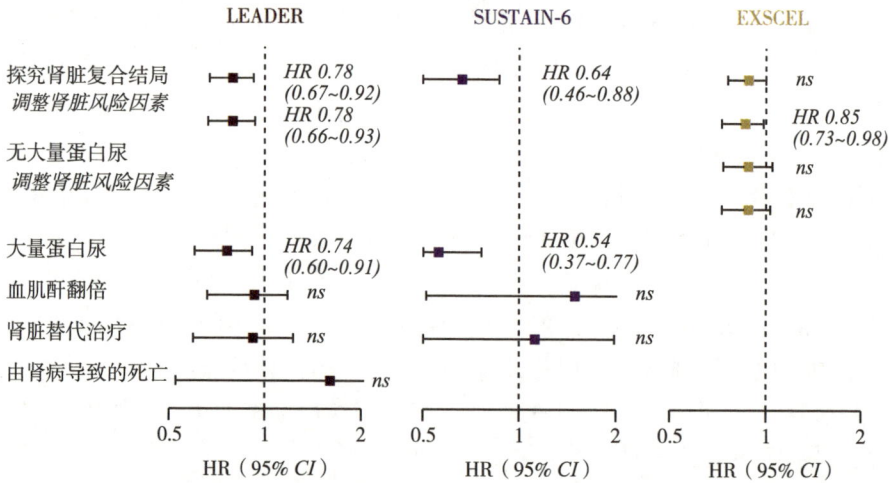

图 6.2　心血管结局试验中肾脏结局及各组成部分。LEADER 试验报告的肾脏复合终点包括新发持续性大量蛋白尿、血肌酐持续倍增伴 eGFR<45mL/(min·1.73m²)、需要肾脏替代治疗或由肾病导致的死亡,事后分析对 HbA1c、体重和收缩压的基线变化进行了校正。SUSTAIN-6 试验报告的肾脏复合终点包括:新发持续性大量蛋白尿、血肌酐持续倍增伴 eGFR<45mL/(min·1.73m²)、需要肾脏替代治疗,未提供肾脏危险因素的校正数据。EXSCEL 试验设定两种肾脏复合终点:一是 eGFR 下降 40%、需要肾脏替代治疗或由肾病导致的死亡;二是新发大量蛋白尿、eGFR 下降≥40%、需肾脏替代治疗或由肾病导致的死亡。校正因素包括:年龄、性别、种族、地区、糖尿病病程、心血管事件史、胰岛素使用、基线 HbA1c、eGFR 和体重指数。CI,置信区间;HR,风险比;ns,差异无统计学意义。(引自 van Baar MJB,van der Aart AB,Hoogenberg K,et al. The incretin pathway as a therapeutic target in diabetic kidney disease:a clinical focus on GLP-1 receptor agonists. Ther Adv Endocrinol Metab. 2019;10:6.)

2%。这种影响在基线肾功能为中度[eGFR 为 30~59mL/(min·1.73m²)]或重度[eGFR<30mL/(min·1.73m²)]受损患者中更为显著。然而,实验中纳入的 4 期以上 CKD 患者数量是有限的。总的来说,LEADER 试验证明了利拉鲁肽在研究人群(包括 CKD 患者)中的安全性。

　　SUSTAIN-6 试验在 3 297 例有心血管高风险的 T2DM 患者中评估了使用司美格鲁肽对比安慰剂的心血管和肾脏结局。与 LEADER 试验类似,SUSTAIN-6 试验使用预先指定的肾脏复合结局,定义为新发肾病或肾病恶化。该复合结局与 LEADER 试验相同,包括新发或持续的大量蛋白尿、血肌酐倍增且 eGFR≤45mL/(min·1.73m²)、需要肾脏替代治疗和由肾病导致的死亡。研究结果显示,司美格鲁肽的肾脏保护作用可能比利拉鲁肽更显著。与安慰剂相比,使用司美格鲁肽治疗 2.1 年后,肾脏复合终点减少 36%(95% CI:12%~54%,P=0.005),大量蛋白尿减少 46%,该药物对 ESRD 的发生率或由肾病导致的死亡没有影响。司美格鲁肽对复合肾脏结局和大量蛋白尿结局的减少幅度分别比利拉鲁肽高 14% 和 20%。然而，与利拉鲁肽不同，SUSTAIN-6 试验并没有显示其结果与血糖水平无关。司美格鲁肽也被认为对研究中的所有组别都是安全的[29]。

EXSCEL 试验研究了艾塞那肽的心血管和肾脏结局。该研究随访了 14 752 名 T2DM 患者，其中 73% 的研究参与者曾被诊断患有心血管疾病。与安慰剂相比，艾塞那肽周剂量不影响 ESRD 的发生率和肾死亡结局。治疗组和安慰剂组的 eGFR 水平和新发大量蛋白尿情况也相似。研究阿必鲁泰的 Harmony Outcomes 试验也发现阿必鲁泰对 16 个月后的 eGFR 无显著影响[27]。

尽管 GLP-1RA 对 CKD 患者的治疗结局不是这些心血管结局试验的重点，但从中可以了解到这类药物对 CKD 患者的影响。ELIXA 试验对利司那肽效果的事后分析得出，即使控制了可能在试验过程中发生的肾脏危险因素的变化，如体重、血压和 HbA1c，利司那肽也会减少尿 ACR。与安慰剂相比，在使用利司那肽后，基线时伴有微量蛋白尿的患者尿 ACR 减少了 21%（95% CI：−42%~0%，P=0.050 2），而基线时伴有大量蛋白尿的患者尿 ACR 减少了 39%。无蛋白尿者的尿 ACR 无显著下降。

值得注意的是，GLP-1RA 在减少蛋白尿和延缓 eGFR 下降方面的效果并不能证明该类药物具有肾脏保护作用。蛋白尿的减少往往与肾脏结局的改善有关，而 GLP-1RA 对 eGFR 变化轨迹的影响则较为复杂。与 SGLT2i 同时降低蛋白尿和稳定 eGFR 不同，GLP-1RA 虽不会影响肾脏血流动力学，但在某些情况下已被证明可以增加 eGFR。这种增加可见于 AWARD-7 试验中使用度拉糖肽的大量蛋白尿患者和 LEADER 试验中使用利拉鲁肽的中度或重度肾功能受损患者。较高的 eGFR 可能增加肾小球压力，从而加速肾功能衰退。然而，与安慰剂组相比，治疗组的 eGFR 下降率似乎不受 GLP-1RA 的影响，而且 CKD 患者没有出现更高的肾脏不良事件发生率。

尽管个别 GLP-1RA 类药物可能有所不同，但该类药物减少尿蛋白排泄的能力对健康有较大影响。2019 年 8 月的一项针对所有相关试验发表的荟萃分析发现，总体而言，GLP-1RA 类药物可使复合肾脏结局（包括新发大量蛋白尿、eGFR/ 肌酐比值下降、ESKD 或由肾病导致的死亡）的风险降低 17%[30]。

关于 GLP-1RA 类药物对糖尿病肾病未来护理标准的影响，还有很多未知。随着首个口服 GLP-1RA 类药物（口服司美格鲁肽）获得批准，还需要进一步研究来阐明给药方式是否对肾脏保护效果或耐受性有任何影响[27]。

SGLT2i 是 T2DM 领域最新开发的一类口服药物，通过抑制近曲小管的葡萄糖重吸收来降低 HbA1c 和血糖水平。该类药物还有降低血压的作用，这部分源于其减轻体重、尿钠增多和利尿的效果[31]。不同的 SGLT2i 药物在肝脏和肾脏的代谢程度不同。因此，对于有肝脏或肾脏损伤的人来说，某些药物可能更具耐受性。由于 CKD 会影响药物的药代动力学特征，在处方 SGLT2i 之前必须考虑到患者的肾脏状况。对于轻度 CKD［eGFR 为 60~89mL/（min·1.73m²）］的患者，不必调整剂量；对于中度 CKD［eGFR 为 30~59mL/（min·1.73m²）］的患者，SGLT2i 可能不适用，如果使用应减量；对于重度 CKD［eGFR 为 15~29mL/（min·1.73m²）］、肾功能受损、ESRD 或正在透析的患者，应禁用 SGLT2i。EMPA-REG OUTCOME 试验（恩格列净对 T2DM 患者心血管结局试验）和 CANVAS 试验（卡格列净心血管评估研究）是两项心血管结局试验，试验的肾脏结局表明 SGLT2i 可能有肾脏保护作用[32]。

　　恩格列净是 2014 年美国食品药品监督管理局批准的第三种 SGLT2i 药物。EMPA-REG OUTCOME 试验的结果包含了主要心血管终点和次要肾脏微血管结局的数据。在 3.1 年的时间里，这项随机研究对 7 020 例患有心血管疾病且 GFR 超过 30mL/（min·1.73m²）的 T2DM 患者进行了随访。除标准治疗外，受试者每天服用一次恩格列净 10mg、恩格列净 25mg 或安慰剂。这项研究首次证明，降糖药物也能减少主要心血管不良事件、心力衰竭住院、心血管死亡和全因死亡的风险。但是，该研究证明对肾脏保护的影响也是重要的[33]。

　　EMPA-REG OUTCOME 试验采用多个肾脏结局来评估恩格列净对肾脏和肾病进展的长期影响。第一个肾脏结局是新发肾病或肾病恶化。该研究还使用了由新发或恶化的肾病或者心血管疾病导致死亡来决定的复合结局。肾病由多个微血管或临床相关的结局定义，这些结局也被单独分析，包括进展到大量蛋白尿、开始肾脏替代治疗、血肌酐水平加倍［eGFR≤45mL/（min·1.73m²）］及由肾病导致的死亡。最后，研究了基线白蛋白水平正常的患者发生蛋白尿事件的结局[33]。

　　研究结果显示，与安慰剂组（18.8%）相比，恩格列净组（12.7%）的肾病发生或恶化的相对风险显著降低 39%。同样，在接受恩格列净治疗的组别中，肾病的发生或恶化或者心血管疾病导致的死亡也显著减少。在肾病结局中，几乎所有结果都有显著性。与安慰剂组（16.2%）相比，恩格列净组（11.2%）进展为大量蛋白尿的相对风险显著降低 38%。与安慰剂组（0.6%）相比，恩格列净组（0.3%）开始肾脏替代治疗的相对风险降低 55%。恩格列净使血肌酐水平倍增的相对风险显著降低 44%（恩格列净组为 1.5%，安慰剂组为 2.6%）。蛋白尿事件发生率和肾病死亡率在组间无显著差异[33]。

　　恩格列净与较高的生殖器官感染和尿脓毒血症发生率有关。然而，两组在尿路感染、复杂尿路感染、肾盂肾炎、糖尿病酮症酸中毒、低血糖发作、骨折、血栓栓塞及血容量不足相关事件的发生率方面表现相似。与安慰剂相比,服用恩格列净的患者报告急性肾衰竭相关事件(高钾血症、急性肾损伤)的可能性更低[33]。

这些发现证实了恩格列净在肾脏保护方面的作用。然而,这项研究的结果可能无法推广到所有患者群体,尤其是黑人患者(因为样本量小)和心血管风险较低的 T2DM 患者(因为他们没有被纳入研究)。对于心血管风险较高的 T2DM 患者,将恩格列净添加到标准治疗方案中与缓慢进展的 CKD 和其他不良肾脏事件的风险降低有关[33]。DECLARE-TIMI 58(达格列净对心血管事件的影响——心肌梗死的溶栓试验 58)是迄今为止针对 SGLT2i 类药物的最大型心血管结局试验,有 17 160 例有心血管疾病或被视为心血管高风险的受试者参与。在肾脏结局方面,该研究显示其次要复合终点减少,包括 eGFR 减少 40% 及以上且低于 60mL/(min·1.73m^2)、新发 ESRD 和由肾病或心血管疾病导致的死亡(达格列净组 4.3%,安慰剂组 5.6%;$HR=0.76$,95% CI:0.67~0.87)。与安慰剂组相比,治疗组的 eGFR 稳定下降 40% 及以上直至低于 60mL/(min·1.73m^2)、ESRD 发生率降低或由肾病导致的死亡减少(分别为 1.5% 和 2.8%;$HR=0.53$,95% CI:0.43~0.66)[34]。

CANVAS 项目(由 CANVAS 和 CANVAS 肾脏终点组成)是一项随机、安慰剂对照试验,对 10 142 例具有高心血管风险的 T2DM 患者进行研究,时间中位数为 2.4 年。尽管该试验将卡格列净治疗与截肢风险增加和潜在的骨折风险增加联系起来,但研究结果也表明,与安慰剂相比,卡格列净具有肾脏保护作用,这些作用包括减少蛋白尿的发生,减少微量蛋白尿或大量蛋白尿的可能性,以及减缓 eGFR 随时间的下降。卡格列净还与减少复合肾脏结局有关,包括持续的血肌酐倍增、由肾病导致的死亡和 ESRD。该肾脏结局的发生率,治疗组此类肾脏结局的发生频率为每 1 000 例患者 1.5 次 / 年,而安慰剂组为 2.8 次($HR=0.53$,95% CI:0.33~0.84)[35]。CANVAS 试验数据的事后分析表明,在 eGFR 水平高于 30ml/(min·1.73m^2)且具有高心血管风险的 T2DM 患者中,这些影响与基线肾功能无关。这一发现对于 eGFR 水平低于当前推荐标准的患者使用卡格列净具有潜在意义[32]。

与 SGLT2i 心血管结局试验不同,CREDENCE(卡格列净与糖尿病合并肾病患者的肾脏事件临床评估)试验的主要目标是研究卡格列净对肾衰竭高风险人群的主要肾脏结局的影响[36]。

CREDENCE 试验对 4 401 例 T2DM 合并蛋白尿型 CKD 的患者进行关于卡格列净的研究,中位时间为 2.62 年。蛋白尿型 CKD 的定义是 eGFR 为 30~90mL/(min·1.73m^2)和 ACR 为 300~5 000mg/g。这项随机研究将每日接受 100mg 卡格列净的治疗组和安慰剂组进行了对比。所有受试者都接受了肾素 - 血管紧张素系统阻滞剂治疗。试验的主要结局是肾脏复合结局,包括血肌酐水平倍增、死亡或 ESKD。该研究将 ESKD 定义为需要透析、肾移植或持续的 eGFR 低于 15mL/(min·1.73m^2)。根据数据和安全规划委员会的建议,在初步结果显示卡格列净对主要结局指标(P<0.01)和复合结局(包括 ESKD、因肾或心血管原因死亡)有明确益处后,CREDENCE 试验提前结束[36]。

CREDENCE 研究发现,与服用安慰剂的患者相比,服用卡格列净的患者发生肾脏复合主要结局的相对风险降低了 30%。就这一复合结局而言,服用卡格列净的患者结局事件发生率为每 1 000 人 43.2 次 / 年,而服用安慰剂的患者为每 1 000 人 61.2 次 / 年(HR=0.70,95% CI:0.59~0.82,P=0.000 01)。这些结果在不同水平 CKD 的亚组中是一致的。卡格列净还与肾脏复合结局的各个组成部分的风险降低有关,包括发生透析、肾脏移植或由肾病导致的死亡(HR=0.68,95% CI:0.54~0.86,P=0.002)以及血肌酐水平加倍(HR=0.60,95% CI:0.48~0.76,P<0.001)。次要复合结局包括 ESRD、血肌酐水平加倍或由肾病导致的死亡。该次要结局在卡格列净组的相对风险降低了 34%。卡格列净组(每 1 000 人 2.2 次 / 年)的糖尿病酮症酸中毒发生率高于安慰剂组(每 1 000 人 0.2 次 / 年),但与 CANVAS 试验结果不同,两组间截肢和骨折率没有显著差异。尽管两组在血糖水平、血压和体重方面相似,但治疗组的主要结局和 ESRD 风险降低。这表明 SGLT2i 的益处不仅仅来自血糖水平,还有其他的机制[36]。

在研究期间,治疗 T2DM 的药物中只有肾素 - 血管紧张素系统阻滞剂被认定为具有肾脏保护作用。根据 CREDENCE 试验的数据,估计在每 1 000 例服用卡格列净的患者中,将减少 47 例出现 ESKD、血肌酐水平加倍、因肾或心血管原因死亡的主要复合结局的患者。然而,必须注意的是,这项试验在达到预期结局事件数量之前就已经停止。随着 eGFR 的下降,SGLT2i 改善血糖的效果也会减弱。然而,SGLT2i 的肾脏和心脏保护作用并没有出现同样的减弱情况。这些益处在 eGFR>30mL/(min·1.73m^2)的情况下持续存在。虽然使用 GLP-1RA 治疗不会改变 eGFR 曲线的斜率,但 CREDENCE 试验结果表明,SGLT2i 能够达到这种效果[27-36]。对于合并 CKD 的 T2DM 患者,SGLT2i 可进一步延长肾功能,预防肾病的进展(图 6.3)。

SGLT2i 带来的益处和风险在整个药物类别中似乎是一致的。除了现有的治疗标准外,这些药物不仅可以改善血糖,而且对肾脏保护也具有应用前景[37]。一项对包含肾脏数据的主要心血管结局试验进行的荟萃分析显示,使用 SGLT2i 药物可预防急性肾损伤,并减少肾移植、透析或死亡的风险[38]。

eGFR从基线以来的变化

基线 （mL/min/1.73m^2）

卡格列净	安慰剂
56.4	56.0

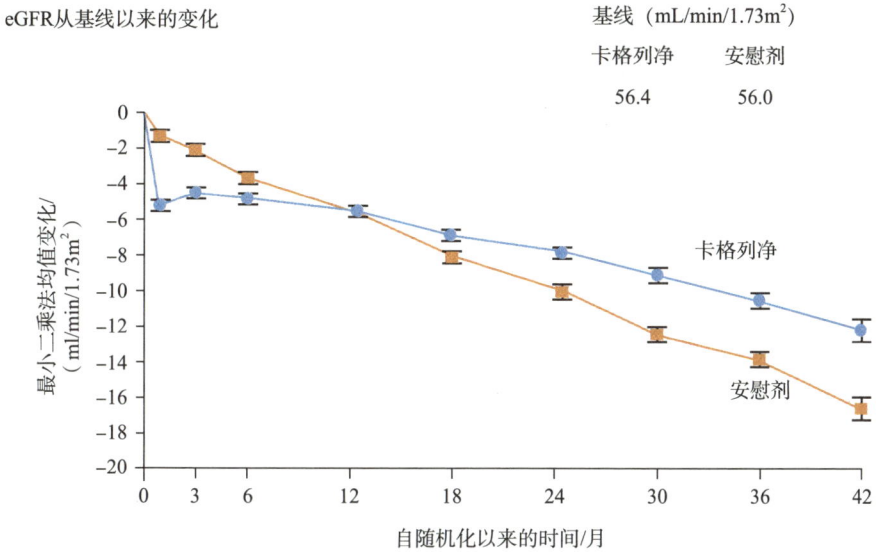

图 6.3　治疗人群的 eGFR 较筛查水平时的变化。eGFR，估算肾小球滤过率。（引自 Perkovic V，Jardine MJ，Neal B，et al. Canagliflozin and renal outcomes in type 2 diabetes and nephropathy. N Engl J Med. 2019；380（24）：2304.）

患者数量

安慰剂	2 178	1 985	1 882	1 720	1 536	1 006	583	210
卡格列净	2 179	2 005	1 919	1 782	1 648	1 116	652	241

　　关于 GLP-1RA 和 SGLT2i 对肾脏的影响还有很多亟待了解之处，多项临床试验仍在进行中。然而，这两类药物已经表现出的肾脏保护作用令人充满希望，而且它们不同的药代动力学特征为未来的应用以及药物的组合提供了可能性。

参考文献

1. Krolewski AS, Warram JH, Christlieb AR, et al. The changing natural history of nephropathy in type I diabetes. Am J Med 1985;78(5):785–94.
2. Haneda M, Utsunomiya K, Koya D, et al. Shide K and Joint committee on Diabetic Nephropathy: a new classification of diabetic nephropathy 2014: a report from joint committee on diabetic nephropathy. J Diabetes Investig 2015;6(2):242–6.
3. KDIGO 2012. clinical practice guideline for the evaluation and management of chronic kidney disease. Kidney International Supplements 2013;3(1):1–150.
4. National Kidney Foundation. Summary of the MDRD study and CKD-EPI estimating equations. Available at: https://www.kidney.org/sites/default/files/docs/mdrd-study-and-ckd-epi-gfr-estimating-equations-summary-ta.pdf. Accessed May 7, 2020.

5. Stevens PE, Levin A. Kidney disease: improving global outcomes chronic kidney disease guideline development work group members: evaluation and management of chronic kidney disease: synopsis of the kidney disease: improving global outcomes 2012 clinical practice guideline. Ann Intern Med 2013;158(11):825–30.
6. Hommos MS, Glassock RJ, Rule AD. Structural and functional changes in human kidneys with healthy aging. J Am Soc Nephrol 2017;28(10):2838–44.
7. O'Sullivan ED, Hughes J, Ferenbach DA. Renal aging: causes and consequences. J Am Soc Nephrol 2017;28(2):407–20.
8. Gekle M. Kidney and aging: a narrative review. Exp Gerontol 2017;87(Pt B): 153–5.
9. Roseman DA, Hwang SJ, Oyama-Manabe N, et al. Clinical associations of total kidney volume: the Framingham Heart Study. Nephrol Dial Transplant 2017; 32(8):1344–50.
10. Wang X, Vrtiska TJ, Avula RT, et al. Age, kidney function, and risk factors associate differently with cortical and medullary volumes of the kidney. Kidney Int 2014;85(3):677–85.
11. Rule AD, Sasiwimonphan K, Lieske JC, et al. Characteristics of renal cystic and solid lesions based on contrast enhanced computed tomography of potential kidney donors. Am J Kidney Dis 2012;59(5):611–8.
12. Abdelhafiz AH, Nahas ME, de Oliveira JM. Management of diabetic nephropathy in older patients: a need for flexible guidelines. Postgrad Med 2014;126(4): 171–7.
13. American Diabetes Association. Microvascular complications and foot care: standards of medical care in diabetes—2019. Diabetes Care 2019;42(Supplement 1): S124–9.
14. National Kidney Foundation. KDOQI clinical practice guideline for diabetes and CKD: 2012 update. Am J Kidney Dis 2012;60(5):850–86.
15. Pavkov ME, Collins AJ, Josef Coresh J, et al. Kidney disease in diabetes. In: Cowie CC, Casagrande SS, Menke A, et al, editors. Chapter 22 in Diabetes in America. 3rd edition. Bethesda (MD): National Institutes of Health, NIH Pub No. 17-1468; 2018. p. 22-1–22-84. Available at: https://www.niddk.nih.gov/-/media/Files/Strategic-Plans/Diabetes-in-America-3rd-Edition/DIA_Ch22.pdf?la=en&hash=B36A992469526A5C4C240263AB81E0BC.
16. Mann JF, Schmieder RE, McQueen M, et al. Renal outcomes with telmisartan, ramipril, or both, in people at high vascular risk (the ONTARGET study): a multicentre, randomised, double-blind, controlled trial. The Lancet 2008;372(9638): 547–53.
17. Van Hateren KJ, Landman GW, Kleefstra N, et al. Lower blood pressure associated with higher mortality in elderly diabetic patients (ZODIAC-12). Age Ageing 2010;39(5):603–9.
18. Gerstein HC, Miller ME, Byrington RP. Action to control cardiovascular risk in diabetes study group. Effects of intensive glucose lowering in type 2 diabetes. N Engl J Med 2008;358(24):2545–59.
19. Cooper-DeHoff RM, Gong Y, Handberg EM, et al. Tight blood pressure control and cardiovascular outcomes among hypertensive patients with diabetes and coronary artery disease. JAMA 2010;304(1):61–8.
20. Petersen LK, Christensen K, Kragstrup J. Lipid-lowering treatment to the end? A

review of observational studies and RCTs on cholesterol and mortality in 80+ year olds. Age Ageing 2010;39(6):674–80.

21. Nadolnik K, Skrypnik D, Skypnik K, et al. Diabetic nephropathy in the elderly-clinical practice. Rocz Panstw Zaki Hig 2018;69(4):327–34.

22. Kramer H, Boucher RE, Leehey D, et al. Increasing mortality in adults with diabetes and low estimated glomerular filtration rate in the absence of albuminuria. Diabetes Care 2018;41(4):775–81.

23. Vistisen D, Andersen GS, Hulman A, et al. Progressive decline in estimated glomerular filtration rate in patients with diabetes after moderate loss in kidney function—even without albuminuria. Diabetes Care 2019;42(10):1886–94.

24. Penno G, Solini A, Orsi E, et al, Renal Insufficiency and Cardiovascular Events (RIACE) Study Group. Non-albuminuric renal impairment is a strong predictor of mortality in individuals with type 2 diabetes: the Renal Insufficiency and Cardiovascular Events (RIACE) Italian multicentre study. Diabetologia 2018;61(11): 2277–89.

25. Anyanwagu U, Donnelly R, Idris I. Individual and combined relationship between reduced eGFR and/or increased urinary albumin excretion rate with mortality risk among insulin-treated patients with type 2 diabetes in routine practice. Kidney Dis (Basel) 2019;5(2):91–9.

26. Giugliano D, De Nicola L, Maiorino MI, et al. Type 2 diabetes and the kidney: insights from cardiovascular outcome trials. Diabetes Obes Metab 2019;21(8): 1790–800.

27. van Baar MJB, van der Aart AB, Hoogenberg K, et al. The incretin pathway as a therapeutic target in diabetic kidney disease: a clinical focus on GLP-1 receptor agonists. Ther Adv Endocrinol Metab 2019;10: 2042018819865398.

28. Mann JFE, Ørsted DD, Brown-Frandsen K, et al. LEADER steering committee and investigators. liraglutide and renal outcomes in type 2 diabetes. N Engl J Med 2017;377(9):839–48.

29. Marso SP, Bain SC, Consoli A, et al, SUSTAIN-6 Investigators. Semaglutide and cardiovascular outcomes in patients with type 2 diabetes. N Engl J Med 2016; 375(19):1834–44.

30. Kristensen SL, Rørth R, Jhund PS, et al. Cardiovascular, mortality, and kidney outcomes with GLP-1 receptor agonists in patients with type 2 diabetes: a systematic review and meta-analysis of cardiovascular outcome trials. Lancet Diabetes Endocrinol 2019;7(10):776–85.

31. de Albuquerque Rocha N, Neeland IJ, McCullough PA, et al. Effects of sodium glucose co-transporter 2 inhibitors on the kidney. Diab Vasc Dis Res 2018; 15(5):375–86.

32. Davidson JA. SGLT2 inhibitors in patients with type 2 diabetes and renal disease: overview of current evidence. Postgrad Med 2019;131(4):251–60.

33. Wanner C, Inzucchi SE, Lachin JM, et al, EMPA-REG OUTCOME Investigators. Empagliflozin and progression of kidney disease in type 2 diabetes. N Engl J Med 2016;375(4):323–34.

34. Mosenzon O, Wiviott SD, Cahn A, et al. Effects of dapagliflozin on development and progression of kidney disease in patients with type 2 diabetes: an analysis from the DECLARE-TIMI 58 randomised trial. Lancet Diabetes Endocrinol 2019; 7(8):606–17.

35. Neal B, Perkovic V, Mahaffey KW, et al, CANVAS Program Collaborative Group.

Canagliflozin and cardiovascular and renal events in type 2 diabetes. N Engl J Med 2017;377(7):644–57.

36. Perkovic V, Jardine MJ, Neal B, et al, CREDENCE Trial Investigators. Canagliflozin and renal outcomes in type 2 diabetes and nephropathy. N Engl J Med 2019; 380(24):2295–306.

37. van Bommel EJ, Muskiet MH, Tonneijck L, et al. SGLT2 inhibition in the diabetic kidney-from mechanisms to clinical outcome. Clin J Am Soc Nephrol 2017; 12(4):700–10.

38. Neuen BL, Young T, Heerspink HJL, et al. SGLT2 inhibitors for the prevention of kidney failure in patients with type 2 diabetes: a systematic review and meta-analysis. Lancet Diabetes Endocrinol 2019;7(11):845–54.

第 7 章　糖尿病和心力衰竭

Adi Mehta,Sanjeeb Bhattacharya,Jerry Estep and Charles Faiman

2 型糖尿病和充血性心力衰竭作为日益严重的公共卫生问题,预计在未来十年内将进一步恶化。糖尿病与心力衰竭之间存在无可争辩的关联,直到最近才阐明糖尿病心肌病的潜在病理生理学联系。在过去,糖尿病和心力衰竭被视为两种不同的疾病,但近期个体疗法的进展已显示出糖尿病和心血管结局的共同改善。本文旨在回顾 2 型糖尿病和心力衰竭的流行病学和病因生理学中的关键联系。

关键词：糖尿病;心力衰竭;高血糖;糖尿病心肌病

要点

- 2 型糖尿病和心力衰竭的发病率不断上升,医疗负担加重,正日益成为一种公共健康危机。

- 目前研究表明,2 型糖尿病与心肌病发展之间存在明显的病因和病理联系。

- 既往糖尿病和心力衰竭治疗主要针对两种独立的疾病过程,并需考虑各自治疗方案对另一种疾病的影响。目前,较新的医学疗法同时针对两种疾病过程,从而改善糖尿病和心血管结局。

2 型糖尿病(T2DM)已经成为一种全球的流行病,历史可能会将其称为 21 世纪初的瘟疫。预计在未来 15 年内,全球将有近 6 亿人受到影响,从 2010 年到 2035 年将增加一倍[1]。来自美国糖尿病协会的统计数据显示,在美国 T2DM 患病率为 9.4%,约有 3 030 万人,其中 720 万人(接近 25%)未被确诊。65 岁以上人群的患病率显著较高,为 25.2%(200 万人)。此外,预估 18 岁以上的人群中有 8 410 万人处于糖尿病前期[2]。上述所有数字预计在未来 15~20 年内呈指数级增长。

心力衰竭(HF)也已成为重大的公共卫生危机。据估计,美国有超过 570 万人患有充血性心力衰竭,这个数字还会增加[3]。医疗保健费用每年超过 300 亿美元。预计 2000 年至 2035 年间,美国 HF 患者的数量将翻一倍[4]。与糖尿病类似,60 岁以上人群的 HF 患病率高出 3 倍。

HF 根据心脏影像学定义的左心室射血分数（left ventricular ejection fraction，LVEF）进行分类。射血分数降低的心力衰竭（heart failure with reduced ejection fraction，HFrEF）是指射血分数低于 40% 的所有心肌病，射血分数保留的心力衰竭（heart failure with preserved ejection fraction，HFpEF）一般是指 LVEF 大于 40% 的心力衰竭。最新研究对射血分数轻度降低（40%<LVEF<50%）和射血分数保留心力衰竭（LVEF>50%）的情况进行了进一步分析[5]。这种分类是很重要的，因为 HFrEF 人群可以从指南指导的治疗中获益，所以心力衰竭分组很重要，而 HFpEF 目前尚无改善生存率的治疗方法。

大量流行病学研究评估了 HF 与糖尿病之间的关系。Framingham 心脏研究证明了糖尿病与 HF 之间的这种关联：男性糖尿病患者的 HF 发生率是非糖尿病人群的 2 倍，女性糖尿病患者的 HF 发生率是非糖尿病人群的近 5 倍[6]。相反，HF 患者的糖尿病总体患病率高达 44%，而普通人群的糖尿病患病率约为 10%[7]。HF 患者中代谢综合征的患病率有所增加，其特征表现为腹型肥胖、高血压、动脉粥样硬化性血脂异常和血糖异常，但即使调整了这些代谢综合征因素后，糖尿病本身与 HF 的关联仍然存在，这表明两者存在独立的因果关系[8]。

糖尿病患者心力衰竭的病理生理学

糖尿病心肌病具有复杂的生理学机制。胰岛素抵抗（insulin resistance，IR）与 HF 之间存在重要关联。IR 是 HF 的独立预测因子。Ingelsson 等[9]对 12 000 多名 70 岁以上男性进行了为期 9 年的随访研究，研究显示 HF 的发病率从胰岛素敏感四分位数的每年 5/1 000 人增加到胰岛素抵抗四分位数的每年 16/1 000 人。

在正常心脏中，健康的心肌细胞将游离脂肪酸（free fatty acid，FFA）作为主要能量来源，对葡萄糖代谢的依赖性较低，特别是在运动时葡萄糖和丙酮酸氧化被削弱。在 IR 状态下，脂肪组织中的脂肪分解增加，释放高水平的 FFA 进入循环。与 IR 相关的 GLUT-1（葡萄糖转运蛋白-1）和 GLUT-4（葡萄糖转运蛋白-4）受体耗竭，过量的 FFA 进入心肌细胞，同时葡萄糖转运受阻。FFA 代谢需要消耗大量氧气，因此任何原因导致的氧供减少都会损害 FFA 代谢，导致细胞内 FFA 蓄积、甘油三酯过多[10-12]。McGavock 等[13]通过 130 多名个体的心肌活检发现，心肌内甘油三酯的脂肪/水比值在偏瘦个体中为 0.46%，肥胖但血糖正常个体中为 0.81%，糖耐量受损个体中为 0.95%，T2DM 患者中为 1.06%，这表明 IR 甚至在血糖异常之前就存在，且与组织学心肌细胞脂质积累显著相关。

细胞内 FFA 的增加也会对心肌细胞的结构和功能产生不利影响。在结构上,细胞内高 FFA 会损害线粒体呼吸链,产生活性氧(reactive oxygen species,ROS)和神经酰胺。增多的 ROS 通过损伤细胞结构蛋白,导致细胞损伤、凋亡和坏死,引发慢性炎症状态和功能障碍。这种级联反应促进心肌胶原组织的重塑并导致纤维化,从而加剧心脏功能障碍[12,14]。因此,这种紊乱的心肌代谢最终导致心肌舒张和收缩功能受损。ROS 进一步加重 IR,形成恶性循环[12]。

随着 IR 的进行性恶化,β 细胞的代偿储备逐渐受损,加重高血糖。高血糖和循环葡萄糖的较大波动通过抑制一氧化氮的产生而严重损害内皮依赖性的血管舒张功能。这种血管收缩会进一步降低氧化代谢并引发细胞内 FFA 和甘油三酯积累,造成恶性循环[15-16]。

研究证实高血糖易导致蛋白质糖基化增加及糖基化终末产物(AGE)的积累,从而引起心肌细胞的形态学变化。AGE 的积累会改变相关蛋白质的功能,导致心肌细胞和血管壁弹性降低,从而造成心脏进一步受损。研究表明,等容舒张时间的延长与血清 AGE 水平直接相关[17]。

这些心肌细胞代谢和继发改变可致糖尿病心肌病出现心脏结构、力学以及内皮功能明显改变。心肌肥大和纤维化导致舒张功能异常,更多表现为限制性或 HFpEF 表型,而氧化应激增加导致细胞凋亡增加,最终可导致扩张型心肌病或 HFrEF 表型[18]。

糖尿病和心力衰竭患者的治疗意义

鉴于上述病理生理学,预防 HF 几乎等同于预防 T2DM 和降低 IR。过去的糖尿病治疗目的是控制高血糖,同时避免加重液体潴留,使心脏毒性最小化。目前,针对糖尿病管理的新型药物已被证明对 HF 治疗具有深远益处。

糖尿病相关疗法对心力衰竭的影响

血糖控制

血糖控制与 HF 之间存在复杂的关系。瑞典一项对 83 000 多名患者进行随访的研究显示,在调整已知的 HF 危险因素后,糖化血红蛋白(HbA1c)每增加 1%,因 HF 住院率增加 12%[19]。尚未有数据显示严格的血糖控制可以降低糖尿病患者的 HF 发生率。对 3 项高血糖强化控制试验(ACCORD、ADVANCE 和 VADT)中超过 37 000 名患者的数据进行荟萃分析的结果未显示强化血糖控制对预防 HF 有利[20]。更令人惊讶的是,一项针对近 9 000 名糖尿病患者的研究(GoDarts 研究)显示,尽管血糖控制欠佳与 HF 高患病风险相关（HbA1c>6.9%，HF 风险增加 2.26 倍），HbA1c 水平低于 6% 的强化血糖控制也会增加慢性 HF 的风险（优势比为 2.48）。因此，血糖控制似乎对 HF 的影响很小，而降糖方式的选择（独立于降糖效果之外的作用机制）可能对心衰预后具有更重要的影响。

血糖控制对心力衰竭的影响

饮食和运动

健康的饮食和运动是促进糖尿病患者减重的常规建议，许多研究均证明其在预防糖尿病和血糖控制方面具有明确的短期和长期获益。在 HF 早期管理中也推荐饮食和运动干预。然而，这方面缺乏高质量前瞻性试验来证明饮食和运动对于 HF 的益处。对 5 145 名肥胖型 T2DM 患者进行的 Look AHEAD 研究显示，尽管健康饮食和运动能改善体能、控制血糖和减轻体重，但对 HF 没有显著影响。减肥手术后体重明显减轻可降低 HF 的发生率。然而，对采用高血压防治计划（Dietary Approaches to Stop Hypertension，DASH）或地中海饮食的患者的研究表明，饮食对 HF 患者的舒张和收缩功能的益处不一致。正如美国心脏病学会营养与生活方式委员会关于预防心血管疾病的报告中所概述的那样，终生保持正常体重不一定可以预防 HF。

此外，即使在已确定的 HF 中限制钠盐也尚未证明有益。尽管如此，心肺功能与 HF 发病率的降低直接相关，而增加心肺功能的运动疗法已被证明对 HF 具有功能性益处。在小规模研究中，瑜伽和超然冥想已显示出对晚期 HF 症状的改善有一定益处，但没有大型随机对照试验来证明或反驳这一观点[21]。

传统降糖药

二甲双胍

二甲双胍是治疗 T2DM 的一线药物，可以单独应用或与所有其他类别的降糖药联合使用。对于糖尿病患者的 HF 风险，因为考虑到二甲双胍导致乳酸性酸中毒的可能性，最初在 HF 中是相对禁忌的，根据最新荟萃分析显示，二甲双胍有较好的短期和长期预后，可降低 HF 住院发生率和降低 HF 患者或慢性肾病患者的死亡率[22]。然而，另一项随机对照试验的荟萃分析未能显示二甲双胍与降低 HF 发生率相关[23]。二甲双胍已被证明可通过一种尚未明确的机制减少心脏肥大。一种可能的机制是通过增加线粒体 5 的腺苷—磷酸活化蛋白激酶（AMPK）来抑制哺乳动物雷帕霉素靶蛋白（mTOR）活性，从而减少异常蛋白质合成并刺激葡萄糖摄取。

磺脲类药物

磺脲类药物(SU)是治疗 T2DM 的传统药物。随着较少引起低血糖和体重增加的新型降糖药出现,SU 的使用推荐逐渐减少,但由于其成本低,使用频率仍高于大多数指南推荐的频率。SU 和 HF 的关联往往被低估。SU 可导致体重增加,患者的体重每增加 1kg,HF 风险增加 7.1%[24]。此外,对英国全科医学数据库的分析显示,SU 的使用可使 HF 风险增加 18%~30%[25]。同样,退伍军人健康管理局数据库显示,SU 的使用可使 HF 风险增加 32%[26]。一项观察性研究的荟萃分析显示,SU 的使用者的 HF 总风险为 17%~22%,并且风险与剂量有关[27]。同样,在对糖尿病合并 HF 的患者使用 SU 可能会增加死亡风险[28]。

噻唑烷二酮类

噻唑烷二酮类(TZD)药物可用于血糖控制且对 HF 具有潜在益处。在体外试验和动物研究中,TZD 能够通过将 FFA 重新定向至前脂肪细胞,显著改变 FFA 代谢,限制其作为替代燃料的可用性,减少大鼠心肌细胞内甘油三酯的积累。然而,这种潜在益处并未转化为临床应用,TZD 反而会导致心力衰竭恶化。在 ProActive 研究中吡格列酮干预的最大样本研究中,使用该类药物患者的 HF 发生率较高(吡格列酮组为 5.7%,安慰剂组为 4.1%)[29]。因此,HF 患者禁用 TZD。

新型降糖药物

胰高血糖素样肽受体激动剂

这一类降糖药物具有心血管保护作用,已被证明可以显著降低主要不良心血管事件的发生率(心脏事件的多因素分析),包括心血管事件死亡、非致死性心肌梗死和非致死性卒中。在这些药物的心血管结局试验(CardioVascular Outcome Trial,CVOT)研究中,没有结果显示其对 HF 有影响[30]。在小型临床前研究中,天然胰高血糖素样肽 -1(GLP-1)用于急性心肌梗死时改善室壁运动和射血分数[31]。

二肽基肽酶 -4 抑制剂

二肽基肽酶 -4(DPP-4)抑制剂在动物和人体内的实验研究表明,心脏功能的改善可能是由于 DPP-4 酶的阻断导致内源性 GLP-1 水平升高所致。在临床试验中,所有已完成 CVOT 并获得美国许可的 DPP-4 抑制剂,对心脏影响均为中性,而实际应用的临床数据研究显示其有一定的心血管获益。在 Savor-Timi53 试验中,只有沙格列汀这一种药物显著增加 HF 的发生率[32]。该类药物中其他品种的 CVOT 对 HF 的影响均是中性,但对这些药物的荟萃分析(包括来自 CVOT 的数据) 表明, 因 HF 住院的人数略有增加[33]。但是, 除了沙格列汀外, 其他 DPP-4 抑制剂均未收到关于心衰的黑框警告, 专家共识建议在代偿期和控制良好的 HF 患者中, 可根据临床判断继续使用这些药物。

钠 - 葡萄糖协同转运蛋白 2 抑制剂

这些药物对糖尿病患者 HF 的治疗产生了重要影响。其在增加尿糖排出的同时增加尿钠的排出。虽然这与利尿剂有相同的作用, 但在细胞内似乎有更有益的钠储备作用, 它倾向于保存和增强心肌细胞的完整性, 改善舒张功能 (目前正在 EMPERIAL-PRESERVED 试验中研究)。所有相关药物的 CVOT 研究显示, 其对 HF 有明显的获益, 可使 HF 住院率减少 21%[34-37]。最近, 一项针对 HF 患者的研究显示, 即使在没有糖尿病的 HF 患者中, 这些药物也有益处[38]。有许多假设的潜在机制: 增加尿钠排出、血细胞计数中较高的红细胞压积、血压下降、肾脏负荷降低实现肾脏保护、循环酮体增加 (在循环胰岛素存在的情况下, 酮体作为另一种细胞燃料来源, 成功地与游离脂肪酸竞争, 为心肌供能); 改善胰岛素抵抗; 减轻体重[39]。

胰岛素

胰岛素除了对血糖有影响外, 还会导致水钠潴留[40]。一些观察性研究显示, 胰岛素会使 HF 风险增加[41]。然而, 使用长效胰岛素类似物的 CVOT 并没有显示出心血管事件或 HF 风险的增加[42-44]。短效胰岛素迄今为止没有CVOT 研究, 但证明其疗效的研究没有发现不良 HF 事件[45]。

传统的心力衰竭治疗方法及其对糖尿病控制的影响

在过去的 30 年里, HF 已经得到了深入的研究, 研究结果为我们提供了几种可以用于治疗 HF (尤其是 HFrEF) 的药物。虽然这些药物对心血管结果有深刻的影响, 但其代谢副作用同样值得关注。

β 受体阻滞剂

β 受体阻滞剂一直是 HFrEF 患者的主要治疗手段, 对降低死亡率和预防心源性猝死有着显著疗效。卡维地洛的 COPERNIUS 研究显示, 在治疗最初的 8 周内, 死亡率明显降低。目前临床主要采用三种具有明确生存获益的 β 受体阻滞剂是卡维地洛、比索洛尔和美托洛尔。然而, β 受体阻滞剂对代谢有不利影响, 可导致 HbA1c 升高, 而卡维地洛可能会提高胰岛素的敏感性[46]。值得注意的是, β 受体阻滞剂可能会掩盖低血糖症状, 因此, 特别是在使用降糖药物治疗的老年患者中, β 受体阻滞剂可增加低血糖发生的风险。

血管紧张素转换酶抑制剂和血管紧张素受体阻滞剂

血管紧张素转换酶抑制剂 (ACEI) 和血管紧张素受体阻滞剂 (ARB) 在治

疗 HFrEF、降低死亡率方面均具有优势。此外,有一些 HF 患者住院治疗的观察性研究数据表明,ARB 对 HFpEF 有益。这两种药物均已被证明不会增加患糖尿病的风险,并且可能有保护作用。在 HOPE 试验中,使用雷米普利可以减少糖尿病的发生。在 CHARM 试验中,坎地沙坦也显示出类似的代谢改善[47]。

盐皮质激素受体拮抗剂

已经有很多研究显示盐皮质激素受体拮抗剂(mineralocorticoid receptor antagonist,MRA)能够降低死亡率、减少心源性猝死,并且与 β 受体阻滞剂和 ACEI 的主要作用具有累加作用。

螺内酯已被证明会影响血糖控制,使 HbA1c 水平升高 0.2%,而依普利酮没有类似的代谢副作用[48]。

脑啡肽酶抑制剂

沙库巴曲缬沙坦是一种新药,对 HFrEF 有着深远的影响,对 HFpEF 患者的影响不大。PARADIGM 试验是在 HFrEF 患者中开展的规模最大的临床试验,其比较了沙库巴曲缬沙坦和依那普利的临床疗效,前者在降低死亡率方面具有显著获益。在 PARADIGM 试验的事后分析中,与依那普利相比,沙古巴曲缬沙坦可改善血糖。沙库巴曲缬沙坦组显示 HbA1c 在 1 年内降低了 0.26%,胰岛素使用率降低了 29%[49]。

总结

IR 具有强大的病理生理作用,可改变细胞内能量的利用和代谢,从而诱导一系列的氧化应激反应、炎症和纤维化,导致心脏功能和结构紊乱。当胰岛素的代偿能力受损时,高血糖的发展会进一步加剧这种情况,导致糖基化终末产物的产生增加,从而导致心肌细胞结构和功能的进一步破坏。与糖尿病相关的危险因素,包括高血压、血脂异常和冠状动脉疾病,会加剧心功能障碍,进一步增加 HF 的风险。既往糖尿病和 HF 的治疗一直是分开进行的,针对特定疾病来应用特定药物。目前,观念发生了转变,人们倾向于研究在血糖和 HF 控制或预防方面发挥双重获益的药物。随着这些药物逐渐成为研究重点,将需要更多关于其在老年人群中风险/效益的数据。

参考文献

1. Guariguata L, Whiting DR, Hambleton I, et al. Global estimates of diabetes prevalence for 2013 and projections for 2035. Diabetes Res Clin Pract 2014;103: 137–49.
2. Zimmet P, Alberti KA, Magliano DJ, et al. Diabetes mellitus statistics on prevalence and mortality: facts and fallacies. Nat Rev Endocrinol 2016;12:616–22.

3. Mozzafarian D, Benjamin EJ, Go AS, et al, on behalf of the American Heart Association Statistics Committee and Stroke Statistics Subcommittee. Heart disease and stroke statistics—2016 update: a report from the American Heart Association. Circulation 2016;133:e38–360.

4. Dei Cas A, Khan SS, Butler J, et al. Impact of diabetes on epidemiology, treatment and outcomes of patients with heart failure. JACC Heart Fail 2015;3:136–45.

5. Alagiakrishnan K, Banach M, Jones LG, et al. Update on diastolic heart failure or heart failure with preserved ejection in the older adults. Ann Med 2013;45:37–50.

6. Kannel WB, McGee DL. Diabetes and cardiovascular disease. The Framingham study. JAMA 1979;241:2035–8.

7. Rubler S, Dlugash J, Yuceoglu YZ, et al. New type of cardiomyopathy associated ith diabetic glomerulosclerosis. Am J Cardiol 1972;30:595–602.

8. Echouffo-Tcheugui JB, Xu H, Devore AD, et al. Temporal trends and factors associated with diabetes mellitus among patients hospitalized with heart failure; findings from Get With The Guidelines–Heart Failure registry. Am Heart J 2016;182:9–20.

9. Ingelsson E, Sundstrom J, Arnlov J, et al. Insulin resistance and risk of congestive heart failure. JAMA 2005;294:334–42.

10. Neubauer S. The failing heart–an engine out of fuel. N Engl J Med 2007;356:1140–51.

11. Russell RR III, Yin R, Caplan M, et al. Additive effects of hyperinsulinemia and ischemia on myocardial GLUT 1 and GLUT 4 translocation in vivo. Circulation 1998;98:2180–6.

12. Nishikawa T, Araki E. Impact of mitochondrial ROS production in the pathogenesis of diabetes mellitus and its complications. Antioxid Redox Signal 2007;9:34–53.

13. McGavock JM, Lingvay I, Zib I, et al. Cardiac steatosis in diabetes mellitus: a 1H-magnetic resonance spectroscopy study. Circulation 2007;116:1170–5.

14. Heerebeek VL, Hamdani N, Handoko ML, et al. Diastolic stiffness of the failing diabetic heart. Importance of fibrosis, advanced glycation end products, and myocyte resting tension. Circulation 2008;117:43–51.

15. Kawano H, Motoyama T, Hirashima O, et al. Hyperglycemia rapidly suppresses flow mediated endothelium dependent vasodilatation of brachial artery. J Am Coll Cardiol 1999;34:146–54.

16. DiFlavian A, Picconi F, Di Stefano P, et al. Impact of glycemic and blood pressure variability on surrogate measures of cardiovascular outcomes in type 2 diabetic patients. Diabetes Care 2011;34:1605–9.

17. Goldin A, Beckman JA, Schmidt AM, et al. Advanced glycation end products: sparking the development of diabetic vascular injury. Circulation 2006;114:597–605.

18. Seferovic P, Paulus WJ. Clinical diabetic cardiomyopathy: a two-faced disease with restrictive and dilated phenotypes. Eur Heart J 2015;35:1718–27.

19. Lind M, Olsson M, Rosengren A, et al. The relationship between glycemic control and heart failure in 83021 patients with type 2 diabetes. Diabetologia 2012;55:2946–53.

20. Castagno D, Baird-Gunning J, Jhund PS, et al. Intensive glycemic control has no impact on the risk of heart failure in type 2 diabetes, evidence from a 37,229 pa-

tient meta-analysis. Am Heart J 2011;162:938–48.

21. Aggarwal M, Bozkurt B, Panjrath G, et al. Lifestyle modifications for preventing and treating heart failure. J Am Coll Cardiol 2018;72:2391–405.

22. Crowley MJ, Diamantidis CJ, McDuffie JR, et al. Clinical outcomes of metformin use in populations with chronic kidney disease, congestive heart failure or chronic liver disease: a systemic review. Ann Intern Med 2017;166:191–200.

23. Boussageon R, Supper I, Bejan-Angoulvant T, et al. Reappraisal of metformin efficacy in the treatment of type 2 diabetes: a meta-analysis of randomized controlled trials. PLoS Med 2012;9:e1001204.

24. Udell JA, Cavender MA, Bhatt DL, et al. Glucose-lowering drugs or strategies and cardiovascular outcomes in patients with or at risk for type 2 diabetes: a meta-analysis of randomized controlled trials. Lancet Diabetes Endocrinol 2015;3:356–66.

25. Tzoulaki I, Molokhia M, Curcin V, et al. Risk of cardiovascular disease and all cause mortality among patients with type 2 diabetes prescribed oral antidiabetes drugs: retrospective cohort study using UK general practice research database. BMJ 2009;339:b4731.

26. Roumie CL, Min JY, D'Agostino McGowan L, et al. Comparative safety of sulfonylurea and metformin monotherapy on the risk of heart failure: a cohort study. J Am Heart Assoc 2017;6:e005379.

27. Varas-Lorenzo C, Margulis A, Perez-Gutthann S, et al. The risk of heart failure associated with the use of noninsulin blood glucose-lowering drugs: systematic review and meta-analysis of published observational studies. BMC Cardiovasc Disord 2014;14:129.

28. McAlister FA, Eurich DT, Majumdar SR, et al. The risk of heart failure in patients with type 2 diabetes treated with oral agent monotherapy. Eur J Heart Fail 2008;10:703–8.

29. Dormandy J, Bhattacharya M, van Troostenburg de Bruyn AR, et al. Safety and tolerability of pioglitazone in high-risk patients with type 2 diabetes: an overview of data from PROactive trial. Drug Saf 2009;32:187–202.

30. Li L, Li S, Liu J, et al. Glucagon-like peptide-1 receptor agonists and heart failure in type 2 diabetes: systemic review and meta-analysis of randomized and observational studies. BMC Cardiovasc Disord 2016;16:91.

31. Sokos GG, Nikolaidis LA, Mankad S, et al. Glucagon-like peptide 1 infusion improves left ventricular ejection fraction and functional status in patients with chronic heart failure. J Card Fail 2006;12:694–9.

32. Scirica BM, Bhatt DL, Braunwald E, et al. Saxagliptin and cardiovascular outcomes in patients with type 2 diabetes mellitus. N Engl J Med 2013;369:1317–26.

33. Scheen AJ. Cardiovascular effects of new oral glucose lowering agents: DPP-4 and SGLT-2 inhibitors. Circ Res 2018;122:1439–59.

34. Zinman B, Wanner C, Lachin JM, et al. Empagliflozin, cardiovascular outcomes and mortality in type 2 diabetes. N Engl J Med 2015;373:2117–28.

35. Neal B, Perkovic V, Mahaffey K, et al. Canagliflozin and cardiovascular and renal events in type 2 diabetes. N Engl J Med 2017;377:644–57.

36. Sonesson C, Johansson PA, Johnsson E, et al. Cardiovascular effects of depagliflozin in patients with type 2 diabetes and different risk categories: a meta-analysis. Cardiovasc Diabetol 2016;15:37.

37. Wiviott SD, Raz I, Bonaca MP, et al. Dapagliflozin and cardiovascular outcomes in type 2 diabetes. N Engl J Med 2019;380:347–57.
38. McMurray JJV, Solomon SD, Inzucchi SE, et al. Dapagliflozin in patients with heart failure and reduced ejection fraction. N Engl J Med 2020;382(10):973.
39. Kaplan A, Abidi E, El-Yazbi A, et al. Direct cardiovascular impact of SGLT-2 inhibitor: mechanisms and effects. Heart Fail Rev 2018;23:419–37.
40. Nolan CJ, Ruderman NB, Kahn SE, et al. Intensive insulin for type 2 diabetes: the risk of causing harm. Lancet Diabetes Endocrinol 2013;1:9–10.
41. Hippislet-Coc J, Coupland C. Diabetes treatments and risk of heart failure, cardiovascular disease and all cause mortality: cohort study in primary care. BMJ 2016;354:3477.
42. Gerstein HC, Bosch HC, Dagenais GR, et al. Basal insulin and cardiovascular and other outcomes in dysglycemia. N Engl J Med 2012;367:319–28.
43. Gerstein HC, Jung H, Rydén L, et al. Effect of basal insulin glargine on first and recurrent episodes of heart failure hospitalizations: the ORIgiN trial. Circulation 2018;37:88–90.
44. Marso SP, McGuire Dk, Zinman B, et al. Efficacy and safety of degludec verses glargine in type 2 diabetes. N Engl J Med 2017;377:723–32.
45. Rathmann W, Schloot NC, Kostev K, et al. Macro- and microvascular outcomes in patients with type 2 diabetes treated with rapid-acting insulin analogues or human regular insulin: a retrospective database analysis. Exp Clin Endocrinol Diabetes 2014;122:92–9.
46. Bakris GL, Fonseca V, Katholi RE, et al. Metabolic effects of carvedilol vs metoprolol in patients with type2 diabetes mellitus and hypertension: a randomized controlled trial. JAMA 2004;292(18):2227–36.
47. Grodzinsky A, Arnold SV, Jacob D, et al. The impact of cardiovascular drugs on diabetes: a review. Endocr Pract 2017;23(3):363–71.
48. Yamaji M, Tsutamoto T, Kawahara C, et al. Effect of eplerenone versus spironolactone on cortisol and hemoglobin A(1)(c) levels in patients with chronic heart failure. Am Heart J 2010;160(5):915–21.
49. Seferovic J, Claggett B, Seidelmann SB, et al. Effect of sacubatril/valsartan versus enalapril on glycaemic control in patients with heart failure and diabetes: a post-hoc analysis from PARADIGM-HF trial. Lancet 2017;5(5):333–40.

第8章 治疗血脂异常对老年糖尿病患者动脉粥样硬化性心脏病一级预防的作用

MengHee Tan and Mark Paul MacEachern

糖尿病患者,尤其是老年患者,与动脉粥样硬化性心血管疾病相关的过早发病和死亡风险更高。临床实践指南推荐 40~75 岁的患者应用他汀类药物进行治疗。对于 75 岁以上人群的证据相对有限。在制定 75 岁以上糖尿病患者关于动脉粥样硬化性心血管疾病的一级预防计划时,应考虑其他健康问题。临床医生应与此类患者及其护理人员讨论各项治疗计划的风险和获益。

关键词:糖尿病患者;血脂异常;一级预防;心血管疾病

要点

- 目前有数百万老年人患有糖尿病,在未来 30 年还会更多。
- 老年糖尿病患者动脉粥样硬化性心血管疾病(ASCVD)相关的发病率和死亡率较高。
- 循证临床实践指南推荐通过生活方式干预结合中/高强度他汀类药物来治疗血脂异常,以预防 40~75 岁糖尿病患者的 ASCVD。
- 建议采用综合策略来干预可以改变的 ASCVD 危险因素。
- 临床医生应与 75 岁以上的患者讨论 ASCVD 一级预防的风险和获益。

引言

2017 年,全球估计有 1.228 亿 65 岁及以上的老年人患有糖尿病,患病率为 9.6%。预计到 2045 年,这一数字将达到 2.532 亿(患病率为 17.9%)[1]。在美国,1997 年至 2010 年间老年糖尿病患者数量从 420 万上升到 828 万[2]。2015 年,美国有 1 200 万老年糖尿病患者,包括 990 万已确诊患者,210 万未确诊患者,约占成人糖尿病患者的 40%[3]。预计在未来 30 年,这一数字将大幅增加。约 90% 的老年糖尿病患者为 2 型糖尿病(T2DM),其中许多糖尿病患者病史已经超过 10 年。糖尿病患者的冠心病(coronary artery heart disease,CHD)和卒中患病率高于非糖尿病患者[2]。在一项全美糖尿病死亡率调查中,44% 和 25% 的死亡证明分别将缺血性心脏病和卒中列为死亡原因[4]。

　　糖尿病是动脉粥样硬化性心血管疾病(arteriosclerotic cardiovascular disease,ASCVD)——CHD、卒中和外周动脉疾病的主要危险因素[5]。其他主要危险因素如血脂异常和高血压等,是糖尿病的常见合并症,进一步增加了糖尿病患者ASCVD 的风险。与其他疾病相比,糖尿病合并心肌梗死患者的预后较差,无论短期还是长期的冠心病死亡率均较高[6-7]。

　　最新循证临床实践指南针对糖尿病与非糖尿病高危人群,提出了 ASCVD的综合预防策略(图 8.1)[8-12]。指南推荐给糖尿病患者的证据来源于相关随机对照试验(randomized controlled trial,RCT)中糖尿病受试者数据的亚组分析,仅 1 项研究的受试者均患有糖尿病。此外,在这些试验中,许多受试者为 75 岁及以下的非糖尿病成年人。针对老年糖尿病的推荐证据来源于这些RCT 中老年受试者的亚组数据分析。本章主要探讨治疗老年糖尿病患者血脂异常在 ASCVD 一级预防中的作用。

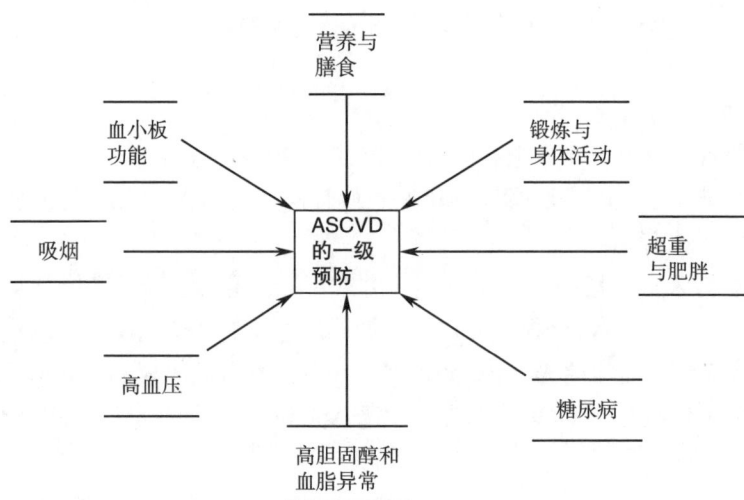

图 8.1　动脉粥样硬化性心血管疾病(ASCVD)一级预防需要干预的危险因素

糖尿病与动脉粥样硬化性心血管疾病之间的联系

框 8.1　糖尿病与动脉粥样硬化性心血管病之间的关系汇总

　　1. 糖尿病患者与动脉粥样硬化性心血管疾病(ASCVD)相关的过早发病和死亡风险更高[5]。

　　2. 一项纳入 102 项前瞻性研究（包含 698 782 例患者数据）的荟萃分析显示，糖尿病患者 ASCVD 的校正风险比（*HR*）及 95% 置信区间（95% *CI*）：冠心病的 *HR* 为 2.00，95% *CI* 为 1.83~2.19；缺血性卒中的 *HR* 为 2.27，95% *CI* 为 1.95~2.65；出血性卒中的 *HR* 为 1.56，95% *CI* 为 1.19~2.05；死亡的 *HR* 为 1.73，95% *CI* 为 1.51~1.98[13]。

　　3. 在糖尿病患者中，女性比男性更易患 ASCVD[14]。

　　4. 与非糖尿病患者相比，糖尿病患者的死亡风险增加 2~3 倍[16,17]，大多数糖尿病患者（65%~80%）死于 ASCVD，尤其是冠心病和卒中[4,15,18-19]。

　　5. 在一般老年人群中，糖尿病是更常见的死亡原因[20]。

　　6. 许多死亡发生在无 ASCVD 体征或症状的糖尿病患者中。此外，糖尿病患者有较高的无症状心肌缺血患病率。许多患者发生心肌梗死时没有明显的或典型的症状[21]。

　　7. 糖尿病患者的预期寿命较短，部分原因是过早出现 ASCVD。在美国，50 岁及以上的糖尿病男性患者和女性患者的预期寿命分别比非糖尿病患者短 7.5 岁和 8.2 岁[22]。

老年糖尿病患者动脉粥样硬化性心血管疾病的一级预防

　　老年糖尿病患者 ASCVD 的一级预防是指预防与冠心病（心肌梗死、急性冠脉综合征、心绞痛和冠状动脉血运重建）、脑动脉疾病（卒中 / 短暂性脑缺血发作）和外周动脉疾病（跛行）相关事件的首次发生。区分糖尿病患者 ASCVD 的一级预防和二级预防可能具有挑战性，因为患者的无症状心肌缺血和无明显或典型症状心肌梗死患病率高[18]。有一些方法可以检测 T2DM 患者是否患有无症状的冠心病[20]。尽管最近一项随机对照试验的荟萃分析报告了在糖尿病患者中筛查无症状冠心病的益处，但其他研究并不建议进行这样的筛查[22]。

　　美国临床实践指南建议使用风险计算的方法来评估未来 10 年患者发生 ASCVD 的风险水平，分为低风险（<5%）、临界风险（5%~<7.5%）、中等风险（7.5%~<20%）和高风险（≥20%），并进行相应治疗[8-9]。

血脂异常——糖尿病患者动脉粥样硬化性心血管疾病的主要危险因素之一

　　T2DM 患者有几个主要的可改变的 ASCVD 危险因素，包括高血糖、高血压和血脂异常。本文仅讨论血脂异常，并推荐读者参考已发表的临床实践指南[8-12]，以获得其他危险因素的循证建议。框 8.2[23-28] 总结了糖尿病血脂异常的某些方面。

框 8.2　糖尿病患者血脂异常的特点汇总

1. 大多数 2 型糖尿病患者都存在血脂异常,这种情况可能在确诊糖尿病前已存在多年。

2. 血脂异常最常见的特点是甘油三酯(TG)水平升高,高密度脂蛋白胆固醇(HDL-C)水平降低,低密度脂蛋白胆固醇(LDL-C)水平与非糖尿病患者相似或略有升高[23-24]。

3. 糖尿病患者的低密度脂蛋白(LDL)颗粒不仅浓度升高,而且体积更小、密度更高、更容易氧化和糖基化(由于血糖过高),导致更容易发生动脉粥样硬化。

4. 血浆致动脉硬化指数(AIP),即计算出来的血浆脂质指数[log(TG/HDL-C)],在 ASCVD 高危人群中升高,并且与 LDL 颗粒大小呈负相关[25]。T2DM 患者 TG 升高,HDL-C 降低,LDL 颗粒小,AIP 也增加[26]。

5. 2007 年至 2010 年,美国 65 岁及以上成年人的平均(± 标准误差)LDL-C 为 93.3(±2.52)mg/dL。在这一组数据中,26.3%(±2.71%)的个体 LDL-C 低于 70mg/dL,36.9%(±3.98%)为 70~99mg/dL,21.8%(±3.00%)为 100~129mg/dL,10%(±2.81%)为 130~159mg/dL,5.1%(±1.61%)为 ≥160mg/dL。

6. 虽然糖尿病患者的 LDL-C 水平通常不会显著升高,但与普通人群一样,LDL-C 水平可以预测冠心病的风险。在英国前瞻性糖尿病研究中,LDL-C 每增加 1mmol/L,冠心病风险增加 1.57 倍[27]。此外,LDL-C 还可以预测 T2DM 患者的卒中风险[28]。

7. 糖尿病患者也可能有家族性血脂异常(如高胆固醇血症、高甘油三酯血症或混合性血脂异常)以及其他继发性血脂异常(如甲状腺功能减退、终末期肾病等)。在这些合并糖尿病和家族/其他继发性血脂异常的患者中,其血脂异常的特点不同于先前描述的常见形式。

他汀类药物治疗血脂异常对预防动脉粥样硬化性心血管疾病的疗效与安全性

表 8.1 总结了他汀类药物预防 ASCVD 的荟萃分析[29-33]。他汀类药物治疗在一级预防和二级预防中有效且安全,可降低主要 ASCVD 事件和死亡率,以及患者的全因死亡率,且与患者的基线低密度脂蛋白胆固醇(LDL-C)水平、性别、年龄和糖尿病严重程度无关。LDL-C 每降低 1mmol/L,心血管事件减少约 20%。

他汀类药物在糖尿病患者动脉粥样硬化性心血管疾病一级预防中的疗效观察

表 8.2 展示了他汀类药物治疗血脂异常在糖尿病患者 ASCVD 的一级预防和二级预防中的随机对照研究。共讨论了涉及一级预防的 4 项 RCT。

表 8.1 关于他汀类药物治疗预防动脉粥样硬化性心血管疾病疗效和安全性的临床试验荟萃分析总结

参考文献 随访年份 中位数 a/ 平均数 b	#CTs # 研究对象	结果（LDL-C 每降低 1.0mmol/L 时的比率）	安全性
CTTC 2012[29] 4.8 a CV 低风险人群	27 CTs n=174 149 22 CTs (Sta vs Cont) n=134 537 5 CTs (高 vs 低) n=39 612	MVE:RR=0.79 (0.77~0.81;P<0.000 1) MCE:RR=0.76 (0.73~0.79;P<0.000 1) Stroke:RR=0.85 (0.80~0.89;P<0.000 1) CR:RR=0.76 (0.73~0.79;P<0.000 1) VM:RR=0.85 (0.77~0.95;P=0.004) ACM:RR=0.91 (0.85~0.97;P=0.007) PP MVE:RR=0.75 (0.70~0.80;P<0.000 1) SP MVE:RR=0.80 (0.77~0.82;P<0.000 1) 在最低和最高 LDL-C 分组中 MVE 成比例地下降。	癌症发病率:RR=1.0 (0.96~1.04) 癌症死亡率:RR=0.99 (0.93~1.06) N-VD:RR=0.96 (0.92~1.01;P=0.16)
CTTC 2015[30] 4.8 a 男 vs 女	27 CTs n=174 149 22 CTs (Sta vs Cont) n=134 537 5 CTs (高 vs 低) n=39 612	174 149 名研究对象中 27% 是女性。 MVE: 男性 RR=0.78 (0.75~0.81) 女性 RR=0.84 (0.74~0.91) PP MVE: 男性 RR=0.72 (0.66~0.80) 女性 RR=0.85 (0.72~1.0) SP MVE: 男性 RR=0.79 (0.76~0.82) 女性 RR=0.84 (0.77~0.91) 5 年的血管基线值中 MVE 在 <10% 和 >30% 的比例分类中成比例下降。	对于癌症发病率和癌症死亡率没有显著意义； 男性和女性没有显著差异

续表

参考文献[a] 随访年份 中位数[a]/平均数[b]	#CTs # 研究对象	结果（LDL-C 每降低 1.0mmol/L 时的比率）	安全性
CITTC 2010[31] 4.8[a] 多 vs 少他汀类药物浓度	26 CTs n=169 138 21 CTs（Sta vs Cont） n=129 526 5 CTs（高 vs 低） n=39 612	更多 vs 更少的他汀密度试验（5 项随机对照试验） 更多他汀→0.51mmol/L LDL-C↓ vs 更少他汀 ↓MVE：$RR=15\%$（11~18；$P<0.0001$） ↓NFMI or CD：$RR=13\%$（7~1；$P<0.0001$）； ↓CR：$RR=19\%$（15~24；$P<0.0001$）； ↓缺血性卒中：$RR=16\%$（5~26；$P=0.005$） 所有 26 项试验结果（通过年龄分组） <65 岁：$RR=0.78$（0.75~0.82） 65~75 岁：$RR=0.78$（0.74~0.81） >75 岁：$RR=0.84$（0.73~0.97）	没有显著↑ 癌症发病率：$RR=1.00$（0.96~1.04；$P=0.9$）， 癌症或其他 N-VD：$RR=0.98$（0.81~1.18；$P=0.8$）
CITTC 2008[32] 4.3[b] 糖尿病	14 CTs DM=18 686（T1D=1 466， T2D=17 220） 非 DM=71 370	MVE： DM $RR=0.79$（0.72~0.86） 非 DM $RR=0.79$（0.76~0.82） MCE： DM $RR=0.78$（0.69~0.87） 非 DM $RR=0.77$（0.73~0.81） CR： DM $RR=0.75$（0.64~0.88） 非 DM $RR=0.76$（0.72~0.81） Stroke： DM $RR=0.79$（0.67~0.93） 非 DM $RR=0.84$（0.76~0.93）	没有参考信息

续表

参考文献 随访年份 中位数 a/平均数 b	#CTs # 研究对象	结果（LDL-C 每降低 1.0mmol/L 时的比率）	安全性
CITC 2008[32] 4.3b 糖尿病		ACM: DM RR=0.91 (0.82~1.01;P=0.02) 非 DM:RR=0.87 (0.82~0.92;P<0.000 1) PP（DM）:RR=0.73 (0.66~0.82) SP（DM）:RR=0.80 (0.74~0.88) PP（非 DM）:RR=0.78 (0.71~0.81) SP（非 DM）:RR=0.79 (0.76~0.82) MVE: ≤65 岁 RR=0.72 (0.68~0.87) >65 岁 RR=0.81 (0.71~0.92) 5 年后，DM 患者中每 1 000 名接受他汀类药物治疗的患者出现 MVE 情况的减少 42 (30~55) 例。 在糖尿病总体组和各基线小组中，LDL-C 每降低 1mmol/L,MVE 减少 0.79 (0.74~0.84)。	
CITC 2019[33] 4.9a 老年人	28 CTs n=186 854 75 岁以上（n=14 463）	MVE: 65~70 岁 RR=0.74 (0.69~0.80) 70~75 岁 RR=0.80 (0.78~0.87) >75 岁 RR=0.82 (0.78~0.95) MCE: 65~70 岁 RR=0.77 (0.69~0.85) 70~75 岁 RR=0.81 (0.72~0.91) >75 岁 RR=0.82 (0.70~0.96)	没有参考信息

续表

参考文献 随访年份 中位数[a]/平均数[b]	#CTs # 研究对象	结果（LDL-C 每降低 1.0mmol/L 时的比率）	安全性
CTTC 2019[33] 老年人	4.9[a]	CR: 65~70 岁 RR=0.69 (0.62~0.77) 70~75 岁 RR=0.76 (0.65~0.89) >75 岁 RR=1.02 (0.75~1.40) STROKE: 65~70 岁 RR=0.83 (0.72~0.96) 70~75 岁 RR=0.84 (0.72~0.96) >75 岁 RR=0.89 (0.71~1.10) PP: 65~70 岁 RR=0.61 (0.51~0.73) 70~75 岁 RR=0.84 (0.70~1.01) >75 岁 RR=0.92 (0.73~1.16) SP: 65~70 岁 RR=0.79 (0.73~0.86) 70~75 岁 RR=0.80 (0.73~0.88) >75 岁 RR=0.85 (0.73~0.98)	

注：#，数字；↑，增加；→，结果；↓，减少；ACM，全因死亡率；CD，冠状动脉死亡；Cont，控制；CR，冠状动脉事件；CTs，临床试验；CTTC，胆固醇治疗试验者合作；CV，心血管；DM，糖尿病；FU，随访；LDL-C，低密度脂蛋白胆固醇；MCE，主要冠状动脉事件（%/年）；MVE，主要血管事件（%/年）；n，样本量；NFMI，非致死性心肌梗死；N-VD，非血管性死亡；PP，一级预防；Ref，参考；RR，相对风险（95% 置信区间）；SP，二级预防；Sta，他汀类药物；T1D，1 型糖尿病；T2D，2 型糖尿病；VM，血管死亡率。

[a] 中位数。
[b] 平均数。

表 8.2　治疗血脂异常预防糖尿病患者动脉粥样硬化性心血管疾病的临床试验

研究名称及时间,PP&/SP（参考文献）	干预组	对照组	样本量 平均或中位年龄（范围）	随访时间	ASCVD 终点	相对风险降低或危险比（95% CI）	P 值
减少 LDL-C	**只用他汀类药物**						
CARDS,1997—2003,PP[34]	阿托伐他汀 10mg（n=1 428）	安慰剂（n=1 410）	均为 T2DM，62 岁（40~75），约 61%~67%≥60 岁	约 2 年，提前 2 年终止	MACE	MACE:0.63（0.48~0.83），CHD:0.64（0.45~0.91），卒中:0.52（0.31~0.85）	P<0.001，P<0.000 1，P<0.000 1
HPS,1994—2001,PP & SP[35]	辛伐他汀 40mg（n=10 269）	安慰剂（n=10 267）	DM:n=5 963，非 DM:n=14 573	5 年	所有 CVD 事件	总 CVD 事件:22%[13-30]	P<0.000 1
ASCOT-LLA,1998—2003,PP[36]	阿托伐他汀 10mg（n=1 258）	安慰剂（n=1 274）	T2DM:n=2 532，非 DM:n=7 773，约 64 岁，约 68%≥60 岁	3.9 年	所有 CV 事件 & 手术（TCVE）	TVCE:0.77（0.61~0.98）	P=0.036
ASPEN,1996—2003,PP & SP[37]	阿托伐他汀 10mg（n=1 211）	安慰剂（n=1 199）	均为 T2DM:n=2 420	4.25 年	改善 MACE	PP:0.97（0.74~1.28），SP:0.82（0.59~1.15）	NS，NS
TNT,1998—2005,SP[38]	阿托伐他汀 80mg（n=748）	阿托伐他汀 10mg（n=753）	T2DM:n=1 501，非 DM:n=8 500，约 63 岁（35~75）	4.9 年	改善 MACE	CV 事件:0.85（0.75~0.97），Stroke:0.69（0.48~0.98），MACE:0.75（0.58~0.97）	P=0.044，P=0.037，P=0.026

续表

研究名称及时间，PP&SP（参考文献）	干预组	对照组	样本量 平均或中位年龄（范围）	随访时间	ASCVD 终点	相对风险降低或危险比（95% CI）	P 值
4S, 1989—1994, SP[39]	辛伐他汀 20~40mg（n=105）	安慰剂（n=97）	T2DM:n=202 非DM:n=4 242 约60岁（35~70）	5.4年	全因死亡率	CHD:0.45（0.27~0.74）	P<0.002
LIPID, 1990—1997, SP[40]	普伐他汀 40mg（n=396）	安慰剂 10mg（n=386）	DM:n=782 非DM:n=8 232 62岁（31~76）	6.1年	CHD死亡	DM:19（−11~41） 非DM:25（15~33）	NS 显著
CARE, 1989—1995, SP[41]	普伐他汀 40mg（n=282）	安慰剂 10mg（n=304）	DM:n=586 非DM:n=3 573 约60岁（21~75）	5年	致死性CHD/非致死性MI	DM:25（0~43） 非DM:23（11~33）	P=0.05 P<0.001
他汀类 +1 种其他药物							
IMPROVE-IT, 2005—2012[42]	辛伐他汀 40mg+依折麦布 10mg（n=2 459）	辛伐他汀 40mg（n=2 474）	DM:n=4 933 非DM:n=13 211 64岁（>50岁）	至少2年	改善MACE	DM:0.936（0.89~0.99）	P=0.016
ODYSSEY (ODY) OUTCOMES Randomization, 2012—2017, SP[43]	阿利珠单抗+他汀（n=2 693）	安慰剂+他汀（n=2 751）	DM:n=544 非DM:n=5 234 DM前期:n=8 246 59岁	中位2.8年	ODY MACE	DM:0.84（0.74~0.97），Abs RR 2.5（0.4~4.2）非DM:0.85（0.70~1.03），Abs RR 1.3（−0.3~3.7）	显著 显著 NS NS

续表

研究名称及时间，PP&/SP（参考文献）	干预组	对照组	样本量 平均或中位年龄（范围）	随访时间	ASCVD 终点	相对风险降低或危险比（95% CI）	P 值
FORRIER（F）DM Randomization, 2013—2015,SP[44]	依洛尤单抗 + 他汀（n=5 515）	安慰剂 + 他汀（n=5 516）	DM:n=11 031 非 DM:n=165 330	中位 2.2 年	F-PEP F-SEP	F-PEP:0.83（0.75~0.93） F-SEP:0.82（0.76~0.96）	P=0.000 8 P=0.002
低甘油三酯 贝特类ⅡE							
FIELD, 1998—2005, PP+SP[46]	非诺贝特 200mg（n=2 895）	安慰剂（n=4 900）	T2DM:n=9 795 62 岁（50~75）	5 年	非致死性 MI 或 CHD 死亡	冠脉事件:0.89（0.75~1.05）	P=0.16
ACCORD-Lipid, 2001—2009[47]	非诺贝特 160/54mg+ 辛伐他汀（n=2 765）	辛伐他汀 20~40mg（n=2 753）	T2DM:n=5 518 约 62 岁	4.7 年	非致死性 MI/ stroke/CHD 死亡	MACE:0.92（0.79~1.08）	P=0.32
REDUCE-IT, 2011—2018, PP & SP[51]	二十碳五烯酸乙酯 4mg/d+ 他汀（n=2 394）	安慰剂 + 他汀（n=2 393）	DM:n=5 878 非 DM:n=3 389 约 64 岁（57~69）	4.9 年	调整后的主要心血管不良事件	DM:0.77（0.68~0.87） 非 DM:0.73（0.68~0.86）	显著 显著

注:4S,斯堪的纳维亚辛伐他汀生存研究;Abs RR,绝对风险降低;ACCORD-Lipid,糖尿病心血管风险控制行动——血脂;CARE,胆固醇和复发事件;ASCVD,动脉粥样硬化性心血管疾病;CARDS,阿托伐他汀糖尿病协作研究;ASCOT-LLA,盎格鲁 - 斯堪的纳维亚心脏结局试验——降脂分支;CHD,冠心病;ASPEN,用于预防 2 型糖尿病患者冠心病终点的阿托伐他汀研究;CVD,心血管疾病;DM,糖尿病;FIELD,非诺贝特干预和糖尿病事件降低;HSP,心脏保护研究;IMPROVE-IT,进一步降低终点事件:辛伐他汀疗效国际试验;LIPID,普伐他汀对缺血性疾病的长期干预;MACE,主要不良心脏事件;MI,心肌梗死;NS,无统计学差异;PEP,主要终点;PP,一级预防;REDUCE-IT,二十碳五烯酸乙酯降低心血管事件干预试验;SEP,次要终点;SP,二级预防;T2DM,2 型糖尿病;TNT,治疗新目标。

阿托伐他汀糖尿病协作研究（Collaborative Atorvastatin Diabetes Study，CARDS）是首个针对无已知心血管疾病（CVD）且有 1 种或多种 ASCVD 危险因素（如视网膜病变、白蛋白尿、吸烟或高血压）的老年 T2DM 患者开展的一级预防 RCT[34]。结果显示每日 10mg 阿托伐他汀可以降低初发冠心病和卒中的风险。

在心脏保护研究中，针对老年糖尿病患者 ASCVD 的一级预防和二级预防进行了研究[35]。在 2 912 名研究开始时没有已知冠心病的糖尿病受试者中，每日服用 40mg 辛伐他汀可使首次主要血管事件（MVE）风险减少 33%。在 2 426 名 LDL-C 低于 3.0mmol/L（116mg/dL）的糖尿病受试者中，MVE 风险降低了 27%。

益格鲁 - 斯堪的纳维亚心脏终点试验的降脂分支研究（ASCOT-LLA）纳入了 2 532 名患有 T2DM、高血压并存在至少 3 种危险因素的老年受试者。在糖尿病亚组中，每日 10mg 阿托伐他汀降低了心血管事件的总体发生率。

阿托伐他汀预防 2 型糖尿病患者冠心病终点研究（ASPEN）[37]对 2 410 名老年 T2DM 受试者进行了 ASCVD 的一级预防和二级预防。每日 10mg 阿托伐他汀没有降低复合临床心血管结局终点。

在一项二级预防研究的新靶点治疗研究中，与每天 10mg 的阿托伐他汀的亚组相比，每天 80mg 阿托伐他汀治疗亚组的糖尿病受试者 LDL-C 降低更明显，主要 CVD 事件更少[38]。LDL-C 的降低幅度越大，ASCVD 事件的减少幅度越大。

最后，表 8.2 还包括 3 项仅针对 ASCVD 二级预防的 RCT——4S 子研究[39]、LIPID[40]和 CARE[41]。详细内容请参考原文。

在 IMPROVE-IT 研究中，辛伐他汀联合依折麦布可进一步降低 LDL-C，使复合心脑血管结局的降低幅度更大[42]。在糖尿病受试者和 75 岁及以上的受试者中使用辛伐他汀联合依折麦布治疗的益处似乎更明显。同样，添加前蛋白转化酶枯草杆菌蛋白酶 / 可辛 9 型（PCSK-9）抑制剂可以进一步降低 LDL-C 水平并减少 ASCVD 事件[43-44]。这些联合疗法通常用于二级预防，如果需要也可用于一级预防。依折麦布和 PCSK-9 抑制剂可用于他汀类药物不耐受患者的一级预防，以降低其 LDL-C 水平。

在接受他汀类药物治疗以降低 ASCVD 风险的老年糖尿病患者中，当空腹甘油三酯（TG）高于 500mg/dL 时，应使用非诺贝特和 / 或鱼油治疗来降低患胰腺炎的风险[45]。本文不再进一步讨论胰腺炎风险。在 ASCVD 预防方面，非诺贝特干预和降低糖尿病事件（FIELD）研究显示，非诺贝特治疗未能降低糖尿病患者的主要心血管结局[46]。同样，在糖尿病心血管风险控制行动——

血脂研究（ACCORD-Lipid）中，在接受他汀类药物治疗的糖尿病受试者中添加非诺贝特并未进一步减少非致死性心肌梗死、非致死性卒中或心血管原因死亡的终点[47]。

高甘油三酯血症会增加 ASCVD 风险[48]。在适当的他汀类药物治疗以预防 ASCVD 后，患者仍有显著的 ASCVD 残留风险[24]。在这些研究中，高甘油三酯血症表明老年受试者（中位年龄 66 岁）和患有糖尿病的老年受试者（平均年龄 64 岁）发生缺血性心血管事件的风险增加[49-50]。在二十碳五烯酸乙酯降低心血管事件干预试验（REDUCE-IT）中，大多数受试者患有糖尿病并且年龄较大。在他汀类药物中添加二十碳五烯酸乙酯以降低血清 TG 水平（135~499mg/dL）可显著降低糖尿病受试者的主要复合终点风险[51]。近期，一个顾问小组建议补充 n-3 脂肪酸［二十碳五烯酸（EPA）+ 二十二碳六烯酸（DHA）或纯 EPA 制剂，其中 EPA+DHA 总量 >3g/d］以降低 TG 水平，作为单药治疗或联合其他降脂药物的安全有效选择，因为 2019 年的临床实践指南中没有涉及[52]。用 n-3 脂肪酸降低 TG 水平（EPA+DHA，4g/d），对于正在接受适当他汀类药物治疗的老年糖尿病患者来说是另一个值得考虑的治疗步骤。

他汀类药物治疗在老年人和高龄老年人中的疗效和安全性

表 8.3 汇总了 3 项随机对照试验[53-56]及 3 项试验的荟萃分析[33,57,58]，这些研究评估了他汀类药物在老年及高龄（>75 岁）糖尿病患者与非糖尿病患者中预防 ASCVD 的疗效与安全性。总体而言，数据表明他汀类药物在 65~75 岁人群中对 ASCVD 的一级预防和二级预防均有效且安全。然而，在 75 岁以上高龄人群的荟萃分析显示，对于总体人群以及任何类型的卒中而言，一级预防的 MVE 减少量在统计学上均不具有显著意义[33]。

目前，关于他汀类药物在高龄人群中用于 ASCVD 一级预防的数据有限。他汀类药物减少老年人事件（STAREE）是一项一级预防研究，招募了 18 000 名 70 岁以上的受试者，以评估每日 40mg 阿托伐他汀的疗效、安全性和生活质量改善作用[59]。其主要终点是从随机化到：①死亡或发展为痴呆，②致命或非致命主要心血管事件的时间。当这项研究完成后，我们希望能够发现他汀类药物在高龄群体中的有效性和安全性证据。

最近一项涉及 46 864 名参与者（平均年龄 77 岁）的大型观察性研究报告显示：在 75~84 岁人群中，患有糖尿病并服用他汀类药物的参与者的 ASCVD 风险比（HR）为 0.76（0.65~0.94），全因死亡率 HR 为 0.84（0.75~0.94）[60]；在 85 岁以上人群中，ASCVD 的 HR 为 0.82（0.53~1.26），全因死亡率的 HR 为 1.05（0.86~1.28）。

表 8.3　使用他汀类药物预防老年人 ASCVD 的随机对照试验和临床试验荟萃分析

参考文献（年份）	样本量 年龄平均值/中值	随访年份中间值/平均值	预防类型	安全性	终点：HR, Rel R 或 RR, 均合（95% 置信区间）
随机对照试验					
Shephard 等 (2002) PROSPER[53]; Llyod 等 (2013)[54]	n=5 804 70~82 岁, 平均年龄 75.4 岁	平均值 3.2 年	一级预防 二级预防	试验期间癌症发病率↑[53]。8.6 年的随访显示无↑癌症发生（P=0.22）[54]	冠心病死亡、非致命/非致死性卒中的复合风险：HR=0.85 (0.74~0.97; P=0.014) 冠心病死亡和非致死性甲状腺肿风险降低：HR=0.81 (0.69~0.94; P=0.006) 卒中风险未降低：HR=1.03 (0.81~1.31; P=0.8)
Ridker P 等 (2008) JUPITER[55]	n=17 802 中位年龄 66 岁	中间值 1.9 年	一级预防	癌症、肌病、GI 反应、肝功能和肾功能的发病率无差异。糖尿病发病率↑	非致死性心肌梗死/脑卒中、因不稳定型心绞痛或血管再通而住院的心血管疾病死亡的复合指标：HR=0.56 (0.46~0.69, P<0.000 01)
Yusof (2016) HOPE-3[56]	n=12 705 平均年龄 66 岁	中间值 5.0 年	一级预防	瑞舒伐他汀 10mg：因心血管疾病和深静脉血栓入院。更多白内障手术和肌肉不适	总计组 第 1 个复合终点为心血管疾病死亡、非致死性卒中或非致死性卒中：HR=0.76 (0.64~0.91, P=0.002) 第 2 个复合终点：第 1 个终点+心脏骤停复苏、心力衰竭或血管重建：HR=0.75 (0.64~0.91, P<0.001)

续表

参考文献（年份）	样本量 年龄平均值/中间值	随访年份中间值/ 平均值	预防类型	安全性	终点：HR,Rel R 或 RR,均合 （95% 置信区间）
荟萃分析					
Savanese 等（2013）[57]	8 CTs,n=24 674 平均年龄 73 岁	平均值 5.5 年	一级预防	癌症：0.99（0.85~1.15）	MI：Rel R=0.61（0.43~0.85） 卒中：Rel R=0.76（0.63~0.93） 冠心病死亡：Rel R=0.91（0.69~1.20）
Ridker P 等（2017）[58]	2 CTs,（JUPITER& HOPE-3),>70 岁组 JUPITER n=5 695 HOPE-3 n=3 086		一级预防		非致死性甲状腺肿，非致死性卒中 或冠心病死亡的复合死亡：HR=0.74 （0.61~0.91）
CTIC（2019）[33]	28 CTs,>75 岁 n=14 483 平均年龄 78.8 岁	中间值 4.9 年	一级预防 二级预防	冠状动脉和非血管性 死亡无↑ 肌病无↑	主要血管事件（按年龄） >65~<70 岁：RR=0.74（0.69~0.80） >70~75 岁：RR=0.80（0.73~0.87） >75 岁：RR=0.82（0.78~0.95） 一级预防 >65~<70 岁：RR=0.61（0.51~0.73） >70~75 岁：RR=0.84（0.70~1.01） >75 岁：RR=0.92（0.73~1.16）

续表

参考文献(年份)	样本量 年龄平均值/中间值	随访年份中间值/平均值	预防类型	安全性	终点:HR, Rel R 或 RR, 均含(95%置信区间)
CTIC (2019)[33]					二级预防
					>65~<70岁:RR=0.77(0.73~0.86)
					>70~<75岁:RR=0,80(0.73~0.88)
					>75岁:RR=0.85(0.73~0.95)
					主要冠状动脉事件
					>65~<70岁:RR=0.77(0.69~0.85)
					>70~<75岁:RR=0.81(0.72~0.91)
					>75岁:RR=0.82(0.70~0.36)
					任何卒中
					>65~70岁:RR=0.8(0.72~0.96)
					>70~<75岁:RR=0.84(0.72~0.98)
					>75岁:RR=0.89(0.71~1.10)

注:↑,增加;ASCVD,动脉粥样硬化性心血管疾病;CHD,冠心病;CT,临床试验;CV,心血管;DM,糖尿病;HOPE-3,心脏结局预防评估;HR,风险比(95%置信区间);JUPITER,在预防中使用他汀类药物的理由:评估瑞舒伐他汀类药物的干预试验;MI,心肌梗死;CTs,随机对照试验;Rel R,相对风险;RR,风险比率。

安全性方面,随机对照试验表明长期使用他汀类药物治疗可导致严重的不良事件,如肌病、糖尿病及可能的出血性卒中[61]。除普伐他汀用于高危老年人的前瞻性研究外,在老年人中进行的 RCT 未报告任何有关不良事件(表 8.3)。只有 PROSPER 研究报道在研究期间癌症发病率增加[53]。然而,在 8.6 年的随访期间,癌症发病率并没有增加[54]。在老年人中,认知功能下降会令人担忧,但他汀类药物与认知功能障碍没有明确的关联[62]。

动脉粥样硬化性心血管疾病一级预防中治疗血脂异常的临床实践指南

美国已发布多项关于成人(无论是否患有糖尿病)血脂异常治疗以预防 ASCVD 的临床实践指南[8-11]。其中,只有 1 部专门针对老年糖尿病患者血脂异常的治疗提出建议[11]。为成功预防 ASCVD,指南建议采用全面措施来改善可以调控的风险因素(见图 8.1)[63]。

2019 年发布的 5 部临床实践指南在 ASCVD 预防策略上基本一致,但存在细微差异[8-12]。在老年糖尿病患者的 ASCVD 一级预防中治疗血脂异常时,临床医生首先需评估患者的主要 ASCVD 风险因素和风险增强因素[8-9]。其次,使用风险因素计算器预估 ASCVD 的 10 年风险并将其分类为低风险、临界风险、中风险、高风险[8-11]。其中一部临床实践指南未使用风险计算器对风险组进行分类[12]。所有临床实践指南都提倡生活方式疗法(饮食和身体活动)加药物疗法。几乎所有老年糖尿病患者都有 ASCVD 的中等风险或高风险(图 8.2)。处方他汀类药物(中等强度或高强度,见表 8.4)取决于患者在未来 10 年内发生 ASCVD 的风险是中等风险还是高风险。

临床实践指南建议临床医生和患者就他汀类药物治疗对高龄老年人(>75 岁)的风险 / 益处进行讨论。此类患者多年前服用他汀类药物并且没有发生不良事件时,是否应该因为实际年龄而停用他汀类药物? 最近的一项研究报告称,在这些一级预防患者中,停用他汀类药物与 33% 的心血管事件入院风险增加有关[64]。这些 75 岁以上的患者如果其他方面是健康的,则可以继续使用他汀类药物治疗[65]。

总结

老年糖尿病患者发生 ASCVD 相关并发症和死亡的风险更高。基于他汀类药物预防成人 ASCVD 的有效性和安全性的证据,临床实践指南建议对 40~75 岁的糖尿病患者进行他汀类药物治疗,根据风险使用中等强度或高强度他汀类药物剂量[8-12]。然而对于 75 岁以上人群(无论是否患有糖尿病),目前的证据有限。目前尚未完成专门针对该年龄组 ASCVD 一级预防的独立随机对照试验(如 CARDS 研究)。

无已知ASCVD的老年糖尿病患者

病史采集+体格检查评估ASCVD风险及风险增强因素
检测空腹血脂

计算10年ASCVD风险：低风险<5%，临界风险5%~7.5%，中风险7.5%~20%，高风险≥20%

生活方式治疗

营养/饮食
1. 评估并治疗营养不良
2. 衰弱患者采用高蛋白高能量饮食
3. 健康心脏饮食
4. 需要时减重
5. 控制糖尿病及其他ASCVD危险因素可考虑地中海饮食

身体活动
1. 能力欠缺者可量力而行
2. 能活动者进行中高强度运动
3. 需要时减重
4. 控制糖尿病及其他ASCVD危险因素

他汀药物治疗

中等强度
1. A类推荐：所有65~75岁糖尿病者；B类推荐：>75岁患者
2. ASCVD风险5%~7.5%伴风险增强因素

高强度
1. LDL-C≥190mg/dL（4.9mmol/L）
2. ASCVD风险>20%
3. 糖尿病合并多危险因素可考虑
4. ASCVD风险≥7.5%~20%伴风险增强者可考虑

临床讨论
与患者及护理人员讨论>75岁（或>80岁）人群启动/继续他汀治疗的风险获益比

*诊断时及启动他汀治疗前需检测空腹血脂
*他汀起始或剂量调整后4~12周复查血脂
*每年常规检测血脂

进一步降低LDL-C在他汀基础上加用依折麦布或PCSK9抑制剂

TG水平为135~499mg/dL（1.5~5.6mmol/L）时，强化生活方式干预+排查继发因素；加用omega-3脂肪酸降低剩余风险

TG水平>500mg/dL（5.7mmol/L）时，在他汀基础上加用鱼油和/或非诺贝特预防胰腺炎

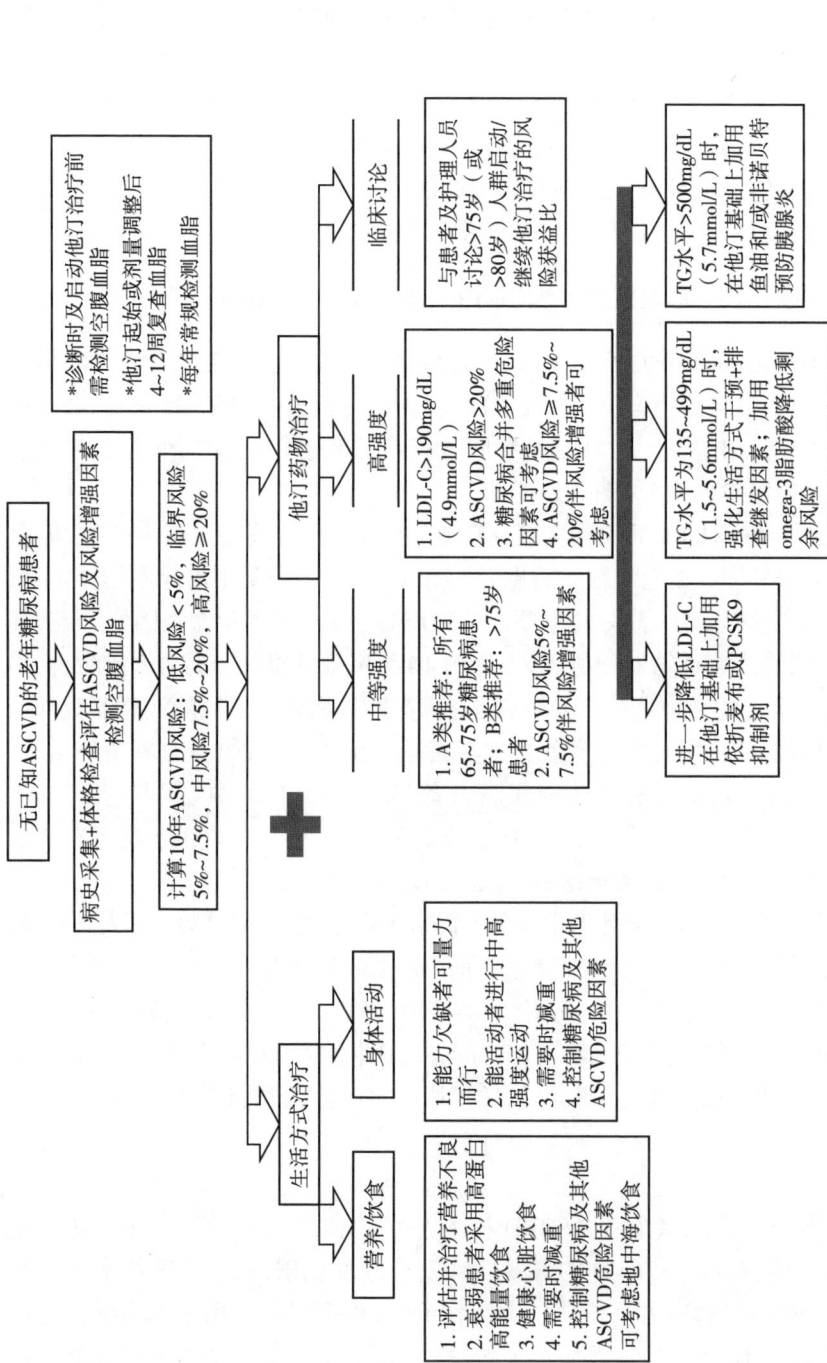

图 8.2　老年糖尿病患者血脂异常治疗方常治疗方法用于 ASCVD 一级预防。ASCVD，动脉粥样硬化性心血管疾病；LDL-C，低密度脂蛋白胆固醇；TG，甘油三酯

表 8.4 不同治疗强度的他汀类药物剂量

药物名称	低强度治疗（低密度脂蛋白胆固醇平均每天减少 <30%）	中等强度治疗（低密度脂蛋白胆固醇平均每天减少 30%~50%）	高强度治疗（低密度脂蛋白胆固醇平均每天减少 >50%）
阿托伐他汀	10mg	10~40mg	40~80mg
氟伐他汀	20~40mg	80mg	–
洛伐他汀	10~20mg	40~80mg	–
匹伐他汀	1mg	2~4mg	–
普伐他汀 [a]	20~40mg	40~80mg	–
瑞舒伐他汀	5mg	5~10mg	10~40mg
辛伐他汀 [a]	5~10mg	20~40mg	–

[a] 睡前服用。

　　与同龄非糖尿病患者类似,老年糖尿病患者可能同时存在其他健康和社会问题(合并症、寿命较短、身体残疾、认知障碍、肌肉减少症、衰弱、多重用药等),在制定 ASCVD 一级预防计划时应予以考虑[65-66]。每个计划都应与老年糖尿病患者及其护理人员讨论。关于 75 岁以上人群(尤其是存在其他健康和 /或社会问题的患者)使用他汀进行 ASCVD 一级预防的获益与风险仍存在不确定性,需要等待更多随机对照试验证据[67-68]。对于其他方面健康的 75 岁以上糖尿病患者应使用综合干预策略,而不仅仅是针对血脂异常进行一级预防。

参考文献

1. IDF diabetes Atlas – International diabetes Federation. Available at: https://diabetesatlas.org/resources/2017-atlas.htm. Accessed October 15, 2019.
2. Laiteerapong N, Huang ES. Chapter 16: diabetes in older adults. In: Cowie CC, Casagrande SS, Menke A, et al, editors. Diabetes in America. 3rd edition. Bethesda (MD): National Institutes of Health, NIH Pub No. 17-1468; 2017. p. 16–26.
3. Centers for Disease Control and Prevention. National diabetes statistics report, 2017. Atlanta (GA): Centers for Disease Control and Prevention, U.S. Dept of Health and Human Services; 2017.
4. Gu K, Cowie CC, Harris MI. Mortality in adults with and without diabetes in a national cohort of the U.S. Population,1971-1993. Diabetes Care 1998;21:1138–45.
5. Almdal T, Scharling H, Jensen JS, et al. The independent effect of type 2 diabetes mellitus on ischemic heart disease, stroke, and death: a population-based study

of 13,000 men and women with 20 years of follow-up. Arch Intern Med 2004;164: 1422–6.

6. Haffner SM, Lehto S, Ronnemaa T, et al. Mortality from coronary heart disease in subjects with type 2 diabetes and in nondiabetic subjects with and without prior myocardial infarction. N Engl J Med 1998;339:229–34.

7. Miettinen H, Lehto S, Salomaa V, et al. Impact of diabetes on mortality after the first myocardial infarction: the FINMONICA myocardial infarction Register study group. Diabetes Care 1998;21:69–75.

8. Grundy SM, Stone NJ, Bailey AL, et al. AHA/ACC/AACVPR/AAPA/ABC/ACPM/ ADA/AGS/APhA/ASPC/NLA/PCNA guideline on the management of blood cholesterol: a report of the American College of Cardiology/American heart association Task Force on clinical practice guidelines. J Am Coll Cardiol 2019;73: 285–350.

9. Arnett DK, Blumenthal RS, Albert MA, et al. 2019 ACC/AHA guideline on the primary prevention of cardiovascular disease A report of the American College of Cardiology/American heart association Task Force on clinical practice guidelines. J Am Coll Cardiol 2019;74:e177–232.

10. American Diabetes Association. Cardiovascular disease and risk management: classification and diagnosis of diabetes: standards of medical care in diabetes-2019. Diabetes Care 2019;42(Suppl 1):S103–23.

11. LeRoith D, Biessels GJ, Braidwaithe SS, et al. Treatment of diabetes in older adults: an endocrine society clinical practice guideline. J Clin Endocrinol Metab 2019;104:1520–74.

12. Consentino F, Grant PJ, Aboyans V, et al. 2019 ESC Guidelines on diabetes, pre-diabetes, and cardiovascular diseases developed in collaboration with the EASD. Eur Heart J 2020;41(2):255–323.

13. Sarwar N, Gao P, Seshasai SR, et al. Emerging Risk Factors Collaboration: diabetes mellitus, fasting blood glucose concentration, and risk of vascular disease: a collaborative meta-analysis of 102 prospective studies. Lancet 2010;375: 2215–22.

14. Lee WL, Cheung AM, Cape D, et al. Impact of diabetes on coronary artery disease in women and men: a meta-analysis of prospective studies. Diabetes Care 2000;23:962–8.

15. Taylor KS, Heneghan CJ, Farmer AJ, et al. All-cause and cardiovascular mortality in middle-aged people with type 2 diabetes compared with people without diabetes in a large U.K. primary care database. Diabetes Care 2013;36:2366–71.

16. Li S, Wang J, Zhang B, et al. Diabetes mellitus and cause-specific mortality: a population-based study. Diabetes Metab J 2019;43:319–41.

17. Rosenquist KJ, Fox CS. Mortality trends in type 2 diabetes. In: Cowie CC, Casagrande SS, Menke A, et al, editors. Ch 36 in diabetes in America. 3rd edition. Bethesda (MD): National Institutes of Health; 2018. p. 1–14.

18. Cohn PF, Fox KM, Daly C. Silent myocardial ischemia. Circulation 2003;108: 1263–77.

19. Franco OH, Steyerberg EW, Hu FB, et al. Associations of diabetes mellitus with total life expectancy and life expectancy with and without cardiovascular disease. Arch Intern Med 2007;167:1145–51.

20. Djaberi R, Beishuizen ED, Pereira AM, et al. Non-invasive cardiac imaging tech-

niques and vascular tools for the assessment of cardiovascular disease in type 2 diabetes mellitus. Diabetologia 2008;51:1581–93.

21. Clerc OF, Fuchs TA, Stehli J, et al. Non-invasive screening for coronary artery disease in asymptomatic diabetic patients: a systematic review and meta-analysis of randomized controlled trials. Eur Heart J Cardiovasc Imaging 2018;19:838–46.

22. Rados DV, Pinto LC, Leitão CB, et al. Screening for coronary artery disease in patients with type 2 diabetes: a meta-analysis and trial sequential analysis. BMJ Open 2017;7(5):e015089.

23. Rana JS, Liu JY, Moffet HH, et al. Metabolic dyslipidemia and risk of coronary heart disease in 28,318 adults with diabetes mellitus and low-density lipoprotein cholesterol <100 mg/dl. Am J Cardiol 2015;116:1700–4.

24. Fruchart JC, Sacks FM, Hermans MP, et al. The Residual Risk Reduction Initiative: a call to action to reduce residual vascular risk in dyslipidaemic patient. Diab Vasc Dis Res 2008;5:319–35.

25. Dobiasova M, Frohlich J. The plasma parameter log (TG/HDL-C) as an atherogenic index: correlation with lipoprotein particle size and esterification rate in apo B-lipoprotein-depleted plasma (FERHDL). Clin Biochem 2001;34:583–8.

26. Tan MH, Johns D, Glazer NB. Pioglitazone reduces atherogenic index of plasma in patients with type 2 diabetes. Clin Chem 2004;50:1184–8.

27. Turner RC, Millns H, Neil HA, et al. Risk factors for coronary artery disease in non-insulin dependent diabetes mellitus: United Kingdom Prospective Diabetes Study (UKPDS: 23). BMJ 1998;316:823–8.

28. Kothari V, Stevens RJ, Adler AI, et al. Ukpds 60: risk of stroke in type 2 diabetes estimated by the UK Prospective Diabetes Study risk engine. Stroke 2002;33:1776–81.

29. Cholesterol Treatment Trialists' (CTT) Collaborators. The effects of lowering LDL cholesterol with statin therapy in people at low risk of vascular disease: meta-analysis of individual data from 27 randomised trials. Lancet 2012;380:581–90.

30. Cholesterol Treatment Trialists' (CTT) Collaborators. Efficacy and safety of LDL-lowering therapy among men and women: meta-analysis of individual data from174 000 participants in 27 randomised trials. Lancet 2015;385:1397–405.

31. Cholesterol Treatment Trialists' (CTT) Collaborators. Efficacy and safety of more intensive lowering of LDL cholesterol: a meta-analysis of data from 170 000 participants in 26 randomised trials. Lancet 2015;376:1670–81.

32. Cholesterol Treatment Trialists' Collaborators. Efficacy of cholesterol-lowering therapy in 18 686 people with diabetes in 14 randomised trials of statins: a meta-analysis. Lancet 2008;371:117–25.

33. Cholesterol Treatment Trialists' (CTT) Collaborators. Efficacy and safety of statin therapy in older people: a meta-analysis of individual participant data from 28 randomised controlled trials. Lancet 2019;393:407–15.

34. Colhoun HM, Betteridge DJ, Durrington PN, et al. Primary prevention of cardiovascular disease with atorvastatin in type 2 diabetes in the Collaborative Atorvastatin Diabetes Study (CARDS): multicentre randomised placebo-controlled trial. Lancet 2004;364:685–696.35.

35. Collins R, Armitage J, Parish S, et al, Heart Protection Study Collaborative Group. MRC/BHF Heart Protection Study of cholesterol-lowering with simvastatin in 5963 people with diabetes: a randomised placebo-controlled trial. Lancet 2003;361:2005–16.

36. Sever PS, Poulter NR, Dahl B, et al. Reduction in cardiovascular events with ator-vastatin in 2,532 patients with type 2 diabetes: anglo-scandinavian cardiac out-comes trial–lipid-lowering arm (ASCOT-LLA. Diabetes Care 2005;28:18–151–157.

37. Knopp RH, d'Emden M, Smilde JG, et al. Efficacy and safety of atorvastatin in the prevention of cardiovascular end points in subjects with type 2 diabetes: the Ator-vastatin Study for Prevention of Coronary Heart Disease Endpoints in non-insulin-dependent diabetes mellitus (ASPEN). Diabetes Care 2006;29:1478–838.

38. Shepherd J, Barter P, Carmena R, et al. Effect of lowering LDL cholesterol sub-stantially below currently recommended levels in patients with coronary heart dis-ease and diabetes: the Treating to New Targets (TNT) study. Diabetes Care 2006; 29:1220–6.

39. Pyörala K, Pedersen TR, Kjekshus J, et al. Cholesterol lowering with simvastatin improves prognosis of diabetic patients with coronary heart disease. A subgroup analysis of the Scandinavian Simvastatin Survival Study (4S). Diabetes Care 1997;20:614–20.

40. Long-Term Intervention with Pravastatin in Ischaemic Disease (LIPID) Study Group. Prevention of cardiovascular events and death with pravastatin in patients with coronary heart disease and a broad range of initial cholesterol levels. N Engl J Med 1998;339:1349–57.

41. Goldberg RB, Mellies MJ, Sacks FM, et al, The CARE Investigators. Cardiovascu-lar events and their reduction with pravastatin in diabetic and glucose-intolerant myocardial infarction survivors with average cholesterol levels: subgroup ana-lyses in the Cholesterol and Recurrent Events (CARE) trial. Circulation 1998; 98(23):2513–9.

42. Cannon CP, Braunwald E, McCabe CH, et al. Intensive versus moderate lipid lowering with statins after acute coronary syndromes. N Engl J Med 2004;350: 1495–504.

43. Sabatine MC, Leiter LA, Wiviott SD, et al. Cardiovascular safety and efficacy of the PCSK9 inhibitor evolocumab in patients with and without diabetes and the ef-fect of evolocumab on glycaemia and risk of new-onset diabetes: a prespecified analysis of the FOURIER randomized controlled trial. Lancet Diabetes Endocrinol 2017;5:941–50.

44. Ray KK, Colhoun HM, Szarek M, et al. Effects of alirocumab on cardiovascular and metabolic outcomes after acute coronary syndrome in patients with or without diabetes: a prespecified analysis of the ODYSSEY OUTCOMES rando-mised controlled trial. Lancet Diabetes Endocrinol 2019;7:618–28.

45. Chaudhary A, Iqbal U, Anwar H, et al. Acute pancreatitis secondary to severe hy-pertriglyceridemia: management of severe hypertriglyceridemia in emergency setting. Gastroenterol Res 2017;10(3):190–2.

46. The FIELD study investigators. Effects of long-term fenofibrate therapy on cardio-vascular events in 9795 people with type 2 diabetes mellitus (the FIELD study): randomised controlled trial. Lancet 2005;366:1849–61.

47. The ACCORD Study Group. Effects of combination lipid therapy in type 2 dia-betes mellitus. N Engl J Med 2010;362:1563–74.

48. Nordestgaard BG. Triglyceride-rich lipoproteins and atherosclerotic cardiovascu-lar disease new insights from epidemiology, genetics, and biology. Circ Res 2016;118:547–63.

49. Nichols GA, Philip S, Reynolds K, et al. Increased cardiovascular risk in hypertri-glyceridemic patients with statin-controlled LDL cholesterol. J Clin Endocrinol Metab 2018;103:3019–27.
50. Nichols GA, Philip S, Reynolds K, et al. Increased residual cardiovascular risk in patients with diabetes and high versus normal triglycerides despite statin-controlled LDL cholesterol. Diabetes Obes Metab 2018;21:366–71.
51. Bhatt DL, Steg PG, Miller M, et al. Cardiovascular risk reduction with icosapent ethyl for hypertriglyceridemia. N Engl J Med 2019;380:11–22.
52. Skulas-Ray AC, Wilson PWF, Harris WS, et al. Omega-3 fatty acids for the man-agement of hypertriglyceridemia. a science advisory from the American Heart Association. Circulation 2019;140:e673–91.
53. Shephard J, Blauw GJ, Murphy MB, et al. Pravastatin in elderly individuals at risk of vascular disease (PROSPER): a randomised controlled trial. Lancet 2002;360:1623–30.
54. Lloyd SM, Stott DJ, de Craen AJ, et al. Long-term effects of statin treatment in elderly people: extended follow-up of the Prospective Study of Pravastatin in the Elderly at Risk (PROSPER). PLoS One 2013;8:e72642.
55. Ridker PM, Danielson E, Francisco AH, et al. Rosuvastatin to prevent vascular events in men and women with elevated C-reactive protein. N Engl J Med 2008;359:2195–207.
56. Yusof S, Bosch J, Dagenais G, et al. Cholesterol lowering in intermediate-risk per-sons without cardiovascular disease. N Engl J Med 2016;374:2021–31.
57. Savarese G, Gotto AM Jr, Paolillo S, et al. Benefits of statins in elderly subjects without established cardiovascular disease. A meta-analysis. J Am Coll Cardiol 2013;62:2090–9.
58. Ridker PM, Lonn E, Paynter NP, et al. Primary prevention with statin theray in the elderly. new meta-analyses from the contemporary JUPITER and HOPE-3 ran-domized trials. Circulation 2017;135:1979–81.
59. Available at: https://clinicaltrials.gov/ct2/show/NCT02099123. Accessed October 15, 2019.
60. Ramos R, Comas-Cuff M, Marti-Llich R, et al. Statins for primary prevention of car-diovascular events and mortality in old and very old adults with and without type 2 diabetes: retrospective cohort study. BMJ 2018;362:k3359.
61. Collins R, Reith C, Emberson J, et al. Interpretation of the evidence for the effi-cacy and safety of statin therapy. Lancet 2016;388:2532–61.
62. Adhyaru BB, Jacobson TA. Safety and efficacy of statin therapy. Nat Rev Cardiol 2018;15:757–61.
63. Gaede P, Lund-Andersen H, Parving HH, et al. Effect of a multifactorial inter-vention on mortality in type 2 diabetes. N Engl J Med 2008;358:580–91.
64. Giral P, Neumann A, Weill A, et al. Cardiovascular effect of discontinuing statins for primary prevention at the age of 75 years: a nationwide population-based cohort study in France. Eur Heart J 2019;40(43):3516–25.
65. Strandberg TM. Role of statin therapy in primary prevention of cardiovascular dis-ease in elderly patients. Curr Atheroscler Rep 2019;21:28.
66. Mortensen MB, Falk E. Primary prevention with statins in the elderly. J Am Coll Cardiol 2018;71:85–94.
67. Singh S, Zieman S, Go AS, et al. Statins for primary prevention in older adults. Moving toward evidence-based decision-making. J Am Geriatr Soc 2018;66:

2188–96.
68. Hawley CE, Roefaro J, Forman DE, et al. Statins for primary prevention in those aged 70 years and older: a critical review of recent cholesterol guidelines. Drugs Aging 2019;26:687–99.

第 9 章 改善 2 型糖尿病患者的依从性

Khine Swe and S. Sethu K. Reddy

国际糖尿病联盟估计,全球有超过 5 亿年龄在 20~79 岁的成年人患有糖尿病,2015 年全球针对成人糖尿病的医疗支出高达 6 730 亿美元。2 型糖尿病患者对处方药物使用的依从性差及停药现象是普遍存在的,这一直是实现最佳健康结局的障碍。老年人治疗依从性差的情况十分普遍。既往研究主要关注依从性的比例、预测因素、研究的方法学及制定增加依从性的措施,这些方面的改进有望改善疾病监测、提高药物依从性并减少糖尿病并发症的发生率。

关键词: 原发性不依从;继发性不依从;用药持续性;共同决策

要点

- 原发性不依从是指患者从未按处方配药或从未开始服药。
- 继发性不依从是指患者开始用药物治疗一段时间,但随后转为不依从。
- 糖尿病患者的不依从可能受到治疗措施的特点和复杂性、患者年龄、性别、自尊、压力、抑郁及医患关系的影响。
- 不依从、非最优的处方、药物管理和诊断,每年给卫生保健系统造成的花费高达 2 900 亿美元,占卫生保健总支出的 13%。
- 个体化的多方面干预策略,包括技术解决方案,对改善用药依从性是必要的。

引言

虽然临床试验显示了治疗的益处,但在现实的临床意义上,治疗的有效性较有限。临床医生往往高估自己患者的依从率。对于用药依从性差的患者,提高认知和改善依从性的新方法将使 2 型糖尿病(T2DM)患者迎来个体化治疗的新时代。

T2DM 是一种非常普遍的慢性代谢性疾病,对公共健康和社会经济具有极大的影响。国际糖尿病联盟最新的报告估计,全球有超过 5 亿年龄在 20~79 岁的成年人患有糖尿病,2015 年全球成人糖尿病的医疗支出为 6 730 亿美元。

强有力的证据表明,改善血糖控制(将糖化血红蛋白降至 7% 及以下)可以降低微血管和大血管并发症的风险。众所周知,许多糖尿病患者没有达到最佳的血糖控制,还有更多的患者没有达到他们的血压和胆固醇控制目标。从大量的研究来看,只有不到 20% 的糖尿病患者能同时达到糖化血红蛋白(HbA1c)、血压、胆固醇的控制目标。改善血糖控制也可能带来有益的经济影响。使用英国 CORE 糖尿病模型,5 年内血糖控制的适度改善可节省 3.4 亿英镑的成本[1]。实现最佳代谢控制的一个重要障碍是不遵从推荐的生活方式或改变处方药物方案。

许多因素影响糖尿病患者的治疗依从性,如疾病和治疗的特点及复杂性、年龄、性别、自尊、压力、抑郁、患者与卫生保健提供者之间的关系、社会支持,以及患者在日常压力中保持依从的能力。

人口统计特征中年龄范围的变化加剧了不依从的问题。世界正面临着老龄化现象;2015 年,年龄在 60 岁及以上的人口有 9.01 亿人。预计到 2050 年,这一数字将增加至两倍以上,达到 21 亿(即全球人口的 20%)。另外,80 岁以上老年人口的增长速度比普通老年人口的增长速度更快。2015 年,大于或等于 80 岁人口达 1.25 亿(约占全球人口的 14%),预计到 2050 年,这一数字将增加两倍,达到 4.34 亿(约占老年人口的 20%)[1-2]。这一现象对卫生保健系统和社会服务支持体系造成了明显的压力。老年人通常会同时存在多种疾病(包括糖尿病),这使他们的治疗,特别是药物治疗成为一项具有挑战性的工作。超过 90% 的老年人服用处方药,50% 的老年人服用 5 种及以上药物,10% 的老年人服用 10 种及以上的药物[3]。老年人多重用药(定义为至少 5 种处方药)的比例随着年龄的增长而增加。据报道,超过 75 岁的患者中有 36%~49% 的患者服用多种药物,其差异与不同队列和国籍有关[4]。总之,不遵从药物治疗和治疗计划是公认的公共健康问题,这对研究人员和卫生保健提供者来说是一个挑战,因为对许多改善患者遵从和坚持的努力似乎无效[5]。这对老年人尤其重要,因为他们会同时存在多种慢性疾病和老年综合征。

依从性的定义

患者并不总是按照医嘱服药。他们会遗忘、故意漏服,或者不按照说明服药,有时候他们会完全停止服用处方药物[6]。这些行为对医疗质量和成本都有巨大的影响[7]。2003 年,WHO 确定不依从用药是造成可预防疾病的发病、死亡和卫生保健费用的主要原因[8]。WHO 回顾了慢性疾病处方药物继发性不依从的相关文献,得出以下结论:①如果患者不服药,药物就不起作用;②药物不依从是一个全球性问题；③药物不依从的普遍程度令人震惊；④处理这个复杂的问题应该成为决策者和卫生保健提供者的当务之急[9]。

帮助患者实现良好血糖控制的两种重要行为包括依从性（按照规定的剂量、间隔、频率服药的程度）和持久性（在规定的时间内持续治疗）[10]。

药物依从性是指遵守卫生保健提供者在服药时间、剂量、频率方面提出的建议。因此，药物依从性可以定义为"患者按照规定的时间间隔和剂量完成给药方案的程度"[10]。在回顾性评估中，持续性是指与配药周期相关的配药剂量数，通常称为药物持有率（medication possession ratio，MPR）[11]。持续性通常以连续变量的形式报告，即治疗可用天数。持续性也可以作为一个二分类变量，根据患者的持续性或非持续性，在事先定义的时间段（如 12 个月）结束时测量。MPR 一般用药物供应的天数除以研究期间的天数来计算。所涵盖的天数比例（proportion of days covered，PDC）的计算方法是将患者可用的药物天数除以随访期间的天数乘以 100，上限为 1。大多数研究将依从性定义为MPR 或 PDC 大于等于 0.80。例如，一个患者在 6 个月的时间里只服用了一种 3 个月的药物，那么该患者的 MPR 为 50%。术语的标准化将有助于我们根据一致的证据制定相应的卫生政策并提升比较与依从性相关研究的能力。标准术语将使临床医生和研究人员的沟通交流更加准确。

"不依从"这个词是一个总体性的表述，它本身并不能直接得出适当的解决方案。药物不依从的问题是可以预防的。对许多人来说，提高质量和降低医疗保健的成本是一个理想的使命。

原发性不依从发生在患者从未按处方配药或从未开始服药的时候。继发性不依从发生在患者开始服药一段时间后。另一种理解依从的方法是区分有意和无意的不依从。显然，对无意的不依从进行干预可能更有效。

依从性在个体内也有很高的复杂变异性，例如，一个患者可能坚持一种降脂治疗方案，但不遵守糖尿病的治疗方案。然而，在 6 个月后，情况可能会相反。因此，不依从行为可能受疾病和时间影响。

糖尿病中的依从性

有证据表明，糖尿病患者较好的服药依从性与较低的医疗保健总成本，包括较低的住院率有关。范德比尔特大学（Vanderbilt University）的一份研究报告显示，糖尿病患者家庭成员的不支持行为，会导致患者对糖尿病药物治疗的依从性较低。家庭的不支持行为破坏了患者执行推荐方案的能力。家庭成员可以帮助患者提高糖尿病自我管理的积极性。

然而，不遵从和不坚持 T2DM 药物处方的现象是常见的，这一直是实现最佳健康结果的障碍[12]。最近,一项对27种T2DM药物依从性研究的荟萃分析发现,仅有22%的患者药物依从性达到了80%及以上[13]。一项关于观察性研究的系统综述显示,T2DM患者口服降糖药(oral antidiabetic agents,OADs)持续使用率平均为56.2%,停用率为31.4%。同样,支付数据显示在开始治疗后的第一年,患者对甘精胰岛素的持续使用率约为55.0%[14]。T2DM用药不依从和不持续的原因是多方面的,例如患者和医生的沟通不佳、患者对药物的认知不足、复杂的治疗和随访方案,以及包括胰岛素注射在内的相关问题[15]。

许多糖尿病患者还存在药物费用问题,询问患者是否有能力负担治疗费用是很重要的。合并慢性疾病(如抑郁和慢性疼痛)及更普遍的社会心理问题可能成为糖尿病患者自我管理的重大障碍。识别和纠正这些问题可能有助于提高药物依从性。

也有证据表明,不依从和不坚持与包括糖尿病在内的慢性疾病治疗方案复杂性有关[16]。全球患者和医生对胰岛素治疗态度的研究显示,胰岛素注射次数和特定时间给予规定的剂量是与胰岛素治疗相关的最常见的困难之一[17]。

老年人依从性的数据

老年T2DM患者的不依从发生率较高[18-19]。这在一定程度上可能由于医疗团队以一种通用的方式与老年人沟通,而非给予个体化的建议。在芝加哥大学的一项研究中,大多数老年患者用社交语言表达他们的医疗保健目标,而不是医疗团队使用的生物医学语言[19]。患者主要的医疗保健目标集中在维持他们的独立性和日常生活活动(71%)。朋友和家人的医疗经历(50%)、与同龄人的社会比较(7%)、医疗专业人员(43%)影响了患者的医疗保健目标。这些结果突显了在老年糖尿病患者治疗中以患者为中心的重要性。

在各种健康状态、治疗方法、年龄方面,对治疗建议的依从程度均很低。多达60%的慢性病患者对治疗的依从性很差,在一项关于老年人药物不依从率的荟萃分析中显示,近30%~60%的门诊患者没有按照处方服药[20]。平均而言,仅有一半的患者能达到治疗效果。而这种欠佳的治疗效果可能导致患者进一步的不依从。与此同时,慢性病可能会恶化。以充血性心力衰竭为例,治疗失败或治疗不足是65岁以上患者住院的最常见原因。

当患者出院后,用药剂量不足也可能导致治疗的结果不同。患者的依从率从住院时的近100%骤降至在家时的60%甚至更低,这种不依从导致患者再次入院的比例在5%~40%[21]。

为什么患者会错过服药? 患者给出的最常见原因是遗忘。第二个原因是对症状的处理,当患者症状加重时,可能会多服药,而当出现副作用或症状不明显时,患者可能会减少服药。日常安排被扰乱是错过服药的第三个原因[22]。这些因素包括旅行、外出就餐、被打扰等。一旦患者决定采用某种治疗方案,依从性差的问题似乎是个实际问题,而不是动机问题。

然而,当对老年群体进行研究时,年龄这一人口统计指标可以预测依从性水平[23]。对于高龄老人(75 岁以上)来说,依从性问题尤其突出。服药依从性的年龄差异被认为是由认知变化导致的。60~70 岁老年人的依从程度最高,而 75 岁以上老年人的依从程度最低。这一年龄组的老年人与相对年轻的老年人存在多个与认知问题相关的关键因素,这些因素可能会影响服药。65 岁以上人群发生认知障碍的危险因素有:①衰老的神经系统及与衰老相关的认知变化;②存在 1 种或多种可能对认知产生影响的慢性疾病;③服用多种处方药物;④更多药物副作用(包括认知方面)的发生率(表 9.1)。因此,当处理老年人群体的问题时,注意年龄类别可能是重要的。

表 9.1　老年人坚持服药的障碍

障碍	不依从的表现			
	原发性	继发性	故意的	无意的
对疾病认知不足	X	–	X	–
缺乏自我效能感	X	–	–	X
药物的副作用	–	X	X	
医疗费用(共付、直接费用)	X	X	X	
复杂的给药方案	X	X	–	X
扰乱日程安排	–	X	–	
多重用药	–	X	–	X
身体灵活性	X	X		
健康素养不足	X	X	–	X
用药不一致	–	X	–	X
缺乏患者参与	X	X	X	X
合并症:抑郁、认知障碍	X	X	–	X

X 表示与各种依从障碍相关的不依从类型。引自 Dunbar-Jacob J, Mortimer-Stephens M. Treatment adherence in chronic disease. J Clin Epidemiol. 2001;54(12):S57-60; and Yap AF, Thirumoorthy T, Kwan YH. Systematic review of the barriers affecting medication adherence in older adults. Geriatr Gerontol Int. 2016;16(10):1093-101.

最近的一项系统分析[24]调查了老年人的依从性,发现了 80 个与依从性降低相关的因素,这些因素可分为 5 组:患者因素、卫生保健提供者因素、卫生系统因素、药物属性、其他因素。缺乏沟通、缺乏患者参与、缺乏药物审查可能会导致患者对医疗保健团队缺乏信心和信任,从而加剧依从率下降。对依从性产生不利影响的医疗保健系统因素包括缺乏对患者的教育、缺乏随访、缺乏用药时间表、缺乏社区服务[25]。

不依从对健康保健的影响

在糖尿病患者中,无论是在个人层面还是在卫生保健利用方面,不依从治疗会导致多种不良后果[26]。

与此同时,研究显示,在美国,药物治疗不依从的直接成本超过 1 000 亿美元。据估计,患者不依从加上非最优的处方、药物管理和诊断,每年给医疗保健系统造成高达 2 900 亿美元的损失,占卫生保健总开支的 13%[27]。

确定慢性病的经济负担涉及评估患者的总医疗成本,并区分预期成本和意外成本[28]。预期成本用于门诊治疗、药物、检测、监测,而意外成本可能是可以避免的,并且与住院或急诊就诊有关。更好的药物依从性和治疗持久性可以使各种治疗方法(胰岛素和 / 或口服降糖药)及各种患者群体的意外成本降低。正如预期的那样,依从性的改善与药物费用的增加有关,但可与住院费用的减少相抵消。只有在极少情况下,依从治疗或坚持治疗的患者的总医疗费用较高。

在一项研究中,研究人员对来自美国一家管理型医疗公司数据库的大型全国患者队列(n=135 639)的数据进行了临床和经济结果分析[29]。在依从性水平提高的患者中(随访期间 MPR 从 <0.80 变化到 ≥0.80),住院或急诊的风险降低了 13%,全国每年可节约 46.8 亿美元的成本。据估计,消除依从性的缺失(发生在 25% 的患者样本中)将可额外节省 36.1 亿美元。

Boye 等[30]最近发表了一篇关于老年 T2DM 患者(≥65 岁)对降糖药物的依从性(MPR 及 PDC)和预后之间的关系分析,考虑到这一人群的糖尿病发病率是整体成年人群的 2 倍,因此具有重要的研究价值。门诊和急诊治疗费用的降低与药物依从性的增加有关,从依从性最低(PDC<20%)的患者到依从性最高(PDC≥80%)的患者,门诊和急诊费用分别减少 10 788 美元和 18 967 美元,(P<0.005)。结果显示,在 3 年的研究期间,依从性最高的患者与依从性最低的患者相比,总费用节省了 28 824 美元。此外,该研究估计,每 1 000 名患者的依从性每增加 1%,3 年则可节省 65 464 美元。

在这方面,很少有来自发展中国家和不属于医疗保健预算的部门(如社会和社区治疗及患者自付费用）关于不依从的成本数据[31]。雇主成本、缺勤、短期残疾成本很少被包括在内[32]。

这一领域的混杂变量包括糖尿病持续时间及对医保支付数据的过度依赖，所以可能不能说明全部情况。健康的坚持者可能与其他健康行为有关，而这些行为也会改善健康结局。

提高依从性的具体策略

共同决策

共同决策是一种值得推荐的方法，由 4 个部分组成：在医患之间建立持续的伙伴关系，交流关于危险因素控制和已被证实的疾病治疗信息，对选择进行讨论，最后做出决定。

了解患者对疾病的目标后，应制定个体化的教育方法。患者的生活质量、认知和身体功能状态均应纳入管理计划中[33]。患者应被告知危险因素控制对预防并发症的重要性，以便他们能够根据自己的需求设定目标和优先事项。在有些情况下，由于患者的认知能力下降或无法自己做决定，家庭成员会参与共同决策。

糖尿病教育工作者提出了一个深思熟虑的建议，旨在提高疾病教育的有效性并改善患者自我护理水平[34]。重要的是，应根据个人相关病史、年龄、文化影响、健康信念、态度、糖尿病知识、自我管理技能、行为、学习愿望、健康素养水平、身体局限性、家庭支持、经济状况进行个体化教育。此外，患者的健康素养水平还会影响患者的自我管理、与临床医生的沟通和糖尿病的预后[35]。作为总体评估内容的一部分，有一些简单的工具可用于评价患者健康素养水平[36]。

健康素养

健康素养低的情况在老年人中普遍存在，通常与依从性差有关[37]。这种相关性意味着需要在健康水平较低的人群中进行有效的依从性干预。然而，先前的一篇综述显示[38]，健康素养低和依从性差之间的关联性不明确。一篇系统评价的荟萃分析研究了健康素养与 50 岁以上成人依从性之间的相关性。还探索了在这个健康素养较低的年龄组中，实施依从性干预有效性的证据。

关于老年人健康素养与依从性之间关联的证据相对较弱。坚持干预措施可能对健康素养水平较低的老年人这一弱势群体有效，但这方面的证据有限。

需要进一步研究健康素养与一般健康行为和有效性健康行为之间的关联。健康素养有可能不是一个独立变量，但是对于非常重视医疗团队及其建议的人来说可能并不那么重要，毫无疑问这些人具有很强的遵循约定治疗方案的特质。

复方制剂

在处理老年人群的医疗保健问题时，多重用药是常见情况之一。目前还没有明确的药物数量来定义多重用药，然而，通常情况下认为患者使用的药物数量在 5 种及以上即为多重用药。最近的数据显示，与过去几十年相比，患者服用了更多的药物[39]。

每种药物都有其益处和副作用，服用更多的药物只会增加副作用的风险。药物之间也很有可能发生相互作用，尤其是当患者服用具有相似药代动力学的药物时。此外，衰老本身可以通过许多方式改变药物在老年人体内的药代动力学和药效学，包括降低吸收、代谢、排泄的能力。

一天中不同时间服用多种药物的复杂性使得患者更有可能遗漏一种或多种药物。这导致了复方制剂（由多种药物组成）的概念产生，该制剂每日仅服用一次，以提高依从性和改善临床结局。

糖尿病是测试复方制剂的理想的平台，因为需要通过控制多个代谢靶点以最大程度降低心血管风险。降压、降脂、降糖和抗血小板治疗均可显著降低心血管事件的风险。对心血管疾病患者的研究表明，不同的心血管药物可以组合成一片。最近一项基于联合健康保险的支付数据建模研究分析了药物使用和依从性数据，使用国家健康和营养检查调查既往心血管疾病人群中验证的微观模拟模型，将常规治疗与基于 3 种不同复方制剂的治疗进行了比较。常规治疗的个体化处方包括多达 4 类药物（抗血小板药物、β 受体阻滞剂、肾素 - 血管紧张素 - 醛固酮抑制剂、他汀类药物）。模型复方制剂为阿司匹林 81mg、阿替洛尔 50mg、雷米普利 5mg、辛伐他汀 40mg（复方制剂Ⅰ）或阿托伐他汀 80mg（复方制剂Ⅱ）或瑞舒伐他汀 40mg（复方制剂Ⅲ）。复方制剂Ⅰ和复方制剂Ⅱ的增量成本 - 效益比分别为每质量调整生命年 20 073 美元和 21 818 美元。该研究结果显示，复方制剂Ⅱ模型的结果最好，而复方制剂Ⅰ是更便宜的选择[40]。所有复方制剂均优于常规治疗。

尽管复方制剂有可预期的益处，但仍然需要等待确凿的证据以表明复方制剂的结局优于标准的单独药物治疗方案[41-42]。

与此同时，技术正在进步。来自欧洲的科学家成功展示了通过立体光刻三维打印 6 种不同药物且药代动力学极佳[43]。在未来，可以设想一种能进一步提高依从性的个体化复方制剂剂型。

药物依从性应用软件

由于发达国家的患者仅能坚持服用 50% 的慢性病处方药物,而且没有足够的临床医生或咨询师来关注每个人的不依从行为,为应对这一挑战,数字健康已经使用创新智能手机解决方案铺平了道路[44]。市面上有许多致力于药物依从性的手机应用程序(如 MyMedSchedule、MyMeds、MedSimple、Med Agenda、PillManager 和 RxmindMe)[45]。但需要证据证明它们在现实中改善糖尿病或其他慢性病患者在依从性方面的有效性。使用短信服务(即发送短信提醒服药)在改善糖尿病药物依从性方面的有效证据已被发表[46]。这可能是一种有前景的方法,因为它不需要医疗保健提供者投入大量时间,并且可以很容易地融入患者的日常生活中,尽管目前尚不清楚其长期有效性。

最近,一项对药物依从性应用程序的审查中提取的数据包括应用程序商店来源、应用程序价格、应用程序开发过程中的医疗专业人员(health care professionals,HCP)参与度及每个相应应用程序的证据库[47]。下载免费的应用程序,以探索用于促进药物依从性的策略。检测涉及 4 小时内 3 次提醒的标准化用药方案。还记录了旨在增强用户体验的不依从特征。

在总共 5 881 个应用程序中,有 805 个应用程序最初满足纳入标准并进行了测试。此外,对 681 个应用程序进行了进一步分析以提取数据。其中,420 个应用程序免费检测,58 个无法获取,203 个需要付费。在 420 个免费应用程序中,有 57 个应用程序是由 HCP 参与开发的,并且仅在 4 个应用程序中确定了证据库。在付费应用程序中,9 个有 HCP 参与,1 个有记录的证据库,1 个两者都有。此外,18 个不可访问的应用程序有 HCP 参与,而 2 个应用程序具有记录的证据库。研究人员进一步分析了 420 个免费应用程序,以确定用于提高药物依从性的策略。这里确定了 3 大类依从性策略:提醒、行为、教育。共有 250 个应用程序使用了单一方法,149 个应用程序使用了 2 种方法,只有 22 个应用程序使用了所有 3 种方法。这些数据表明,终端用户可能对应用程序质量的期望水平过高,其中许多应用程序在开发过程中缺乏临床投入或有效性证据不充分。

游戏化指利用电子游戏元素来更好地吸引患者并提高依从性,目前仍处于早期融入依从性解决方案的阶段,只有 1.2%(5/420)的应用程序使用了这种技术。一项系统性综述表明,电子游戏使 69% 的心理治疗和 59% 的物理治疗得到改善;结果在不同年龄组之间没有差异。

尽管其中许多游戏应用程序适用于年轻患者,但可能也会为老年人开发更多的应用程序。由于不依从在老年人中很常见,我们很高兴看到他们对基于应用程序的依从性干预和移动医疗感兴趣[48]。通过功能加强,如增加字体或文本大小和更大的键盘,将有助于增加老年人的接受度。

近日,美国食品和药物管理局创建了一种新类别的 II 类一体化动态血糖监测设备,并宣布了新的指南,以加速未来产品的审批。

降糖药物依从性的干预措施

Costa 等的一篇综述[5]调查了大约 50 项关于患者层面的干预研究。干预措施分类为教育($n=7$)、行为($n=3$)、情感干预、经济($n=3$)或多方面的(上述组合 $n=40$)。每项研究包括 2 种干预。与单一策略相比,针对多种不依从因素的多方面干预在改善 T2DM 患者的药物依从性和血糖目标方面相对更有效。没有一个单一的干预措施取得了显著效果。教育策略是最受欢迎的干预策略,其次是行为干预策略,而情感因素干预近年来越来越普遍。大多数干预措施涉及 WHO 定义的患者相关($n=35$)、疾病相关($n=31$)和治疗相关($n=20$)因素,而较少涉及医疗保健系统($n=5$)和社会经济相关因素($n=13$)。

很明显,单一方法在提高依从性方面不起作用,使用多方面的干预策略影响药物依从性是非常必要的。然而,这些策略需要个性化设计,认知、行为、情感成分的多重干预措施比单一方法的效果更好[49]。

临床医生可以做些什么来提高患者依从性?

5 个 E:

- 途径(Entry)——患者必须能够获得适当的药物;
- 解释(Explain)——描述基本原理并简化治疗方案;
- 参与(Engage)——共同决策并提高健康素养;
- 授权(Empower)——让患者替代临床医生来对自己负责;
- 鼓励(Encourage)——在暂时的挫折后永远不要放弃,即使是微小的改进也会带来更大的变化。

未来的考虑

不依从是人类行为的一种形式,是一种复杂的多因素现象,具有很大的时间变异性及个体内变异性。这类似于锁的组合不断变化,因此需要不断修改正确的组合来解锁。单一的解决方案可能更容易实现,但从长期来看不太可能成功。

依从性解决方案必须以患者为中心,必须个体化或个性化[50]。在调整干预措施时,策略往往更以患者为中心。本综述中超过一半的干预措施在实施时考虑了患者的个人情况,但是,个体化的程度各不相同。每个组成部分(教育、行为、情感、经济)都需要以患者为中心。Williams 等[51]还强调,需要针对性的干预措施以促进 T2DM 患者的药物依从性。

财务或经济因素,如共付医疗费,可能对依从性产生影响,但有趣的是,在获取药物比美国更容易的国家,依从性仍然较低。干预试验结果并不一致。经济激励措施可能是改善 T2DM 患者依从性的解决方案的一部分,但不是唯一解决方案。

改善患者依从性的策略很重要,但无论是健康问题、理论基础或方法,目前只显现出低 - 中度的规模效应,很少高于 0.37(Dunbar 和 Mortimer-Stephens),这可能是导致依从性差存在的多个决定因素。

从患者依从性研究的第 5 个十年开始,几个问题仍有待解决。显然,干预研究需要花费更多的努力。考虑到多因素模式研究存在遗漏事件和其中许多实际原因,可以尝试针对具体问题进行干预策略研究。进一步探索这些遗漏给药事件的原因将有助于制定干预策略。依从性差的主要成本也表明,应评价干预策略的成本效益。依从性改善对临床结局的影响也很少受到关注。进一步研究依从性的预测因素将会有成效,这将有助于关注依从性欠佳的亚组。新的评估和评价技术可对依从行为进行更复杂的分析。

坚持生活方式以及药物治疗将对个人和整个社会的糖尿病成本产生巨大影响。这将需要一种多管齐下的方法,具备灵活性且可根据不断变化的个人需求进行修改。

参考文献

1. Bagust A, Hopkinson PK, Maslove L, et al. The projected health care burden of Type 2 diabetes in the UK from 2000 to 2060. Diabetic Med 2002;19:1–5.
2. World Health Organization. World population ageing 2015. Available at: http://www.un.org/en/development/desa/population/publications/pdf/ageing/WPA2015_Report.pdf. Accessed May 7, 2020.
3. Onder G, Bonassi S, Abbatecola AM, et al. Geriatrics Working Group of the Italian Medicines Agency. High prevalence of poor quality drug prescribing in older individuals: a nationwide report from the Italian Medicines Agency (AIFA). J Gerontol A Biol Sci Med Sci 2014;69(4):430–7.
4. Stewart D, Mair A, Wilson M, et al, SIMPATHY consortium. Guidance to manage inappropriate polypharmacy in older people: systematic review and future developments. Expert Opin Drug Saf 2017;16(2):203–13.
5. Costa E, Giardini A, Savin M, et al. Interventional tools to improve medication adherence: review of literature. Patient Prefer Adherence 2015;9:1303.
6. Kaiser family Foundation. Prescription drug Trends. 2019. Available at: https://www.kff.org/tag/prescription-drugs/. Accessed May 7, 2020.

7. Osterberg L, Blaschke T. Adherence to medication. N Engl J Med 2005;353(5): 487–97.
8. Lemstra M, Nwankwo C, Bird Y, et al. Primary nonadherence to chronic disease medications: a meta-analysis. Patient Prefer Adherence 2018;12:721.
9. Sabateé E. Adherence to long term therapies: evidence for action. World Health Organization; 2003. Available at: http://apps.who.int/iris/bitstream/10665/42682/1/9241545992.pdf. Accessed November 13, 2019.
10. Cramer JA, Roy A, Burrell A, et al. Medication compliance and persistence: terminology and definitions. Value Health 2008;11(1):44–7.
11. Steiner JF, Prochazka AV. The assessment of refill compliance using pharmacy records. Methods, validity, and applications. J Clin Epidemiol 1997;50:105–16.
12. Polonsky WH, Henry RR. Poor medication adherence in type 2 diabetes: recognizing the scope of the problem and its key contributors. Patient Prefer Adherence 2016;10:1299–307.
13. Sapkota S, Brien JA, Greenfield J, et al. A systematic review of interventions addressing adherence to anti-diabetic medications in patients with type 2 diabetes—impact on adherence. PLoS One 2015;10(2):e0118296.
14. Vrijens B, De Geest S, Hughes DA, et al. A new taxonomy for describing and defining adherence to medications. Br J Clin Pharmacol 2012;73(5):691–705.
15. Gillespie R, Mullan J, Harrison L. Managing medications: the role of informal caregivers of older adults and people living with dementia. A review of the literature. J Clin Nurs 2014;23(23–24):3296–308.
16. Ingersoll KS, Cohen J. The impact of medication regimen factors on adherence to chronic treatment: a review of literature. J Behav Med 2008;31(3):213–24.
17. Peyrot M, Barnett AH, Meneghini LF, et al. Factors associated with injection omission/non-adherence in the global attitudes of patients and Physicians in insulin therapy study. Diabetes Obes Metab 2012;14(12):1081–7.
18. Niehoff KM, Mecca MC, Fried TR. Medication appropriateness criteria for older adults: a narrative review of criteria and supporting studies. Ther Adv Drug Saf 2019;10:1–9.
19. Huang ES, Gorawara-Bhat R, Chin MH. Self reported goals of older patients with type 2 diabetes mellitus. J Am Geriatr Soc 2005;53(2):306–11.
20. Pasina L, Brucato AL, Falcone C, et al. Medication non-adherence among elderly patients newly discharged and receiving polypharmacy. Drugs Aging 2014; 31(4):283–9.
21. Sullivan SD. Noncompliance with medication regimens and subsequent hospitalization: a literature analysis and cost of hospitalization estimate. J Res Pharm Econ 1990;2:19–33.
22. Graveley EA, Oseasohn CS. Multiple drug regimens: medication compliance among veterans 65 years and older. Res Nurs Health 1991;14(1):51–8.
23. Park DC, Willis SL, Morrow D, et al. Cognitive function and medication usage in older adults. J Appl Gerontol 1994;13(1):39–57.
24. Yap AF, Thirumoorthy T, Kwan YH. Systematic review of the barriers affecting medication adherence in older adults. Geriatr Gerontol Int 2016;16(10): 1093–101.
25. Yap AF, Thirumoorthy T, Kwan YH. Medication adherence in the elderly. J Clin Gerontol Geriatr 2016;7(2):64–7.

26. Ho PM, Rumsfeld JS, Masoudi FA, et al. Effect of medication nonadherence on hospitalization and mortality among patients with diabetes mellitus. Arch Intern Med 2006;166(17):1836–41.
27. NEHI. How many more studies will it take? A collection of evidence that our health care system can do better. 2008. Available at: http://www.nehi.net/publications/30/how_many_more_studies_will_it_take. Last. Accessed October 15, 2011.
28. Ascher-Svanum H, Lage MJ, Perez-Nieves M, et al. Early discontinuation and restart of insulin in the treatment of type 2 diabetes mellitus. Diabetes Ther 2014;5(1):225–42.
29. Jha AK, Aubert RE, Yao J, et al. Greater adherence to diabetes drugs is linked to less hospital use and could save nearly $5 billion annually. Health Aff (Millwood) 2012;31(8):1836–46.
30. Boye KS, Curtis S, Lage M, et al. Associations between adherence and outcomes among older, type 2 diabetes patients: evidence from a Medicare Supplemental database. Patient Prefer Adherence 2016;16:1573–81.
31. Cheng SH, Chen CC, Tseng CH. Does medication adherence lead to lower healthcare expenses for patients with diabetes? Am J Manag Care 2013;19(8):662–70.
32. Hagen SE, Wright DW, Finch R, et al. Impact of compliance to oral hypoglycemic agents on short-term disability costs in an employer population. Popul Health Manag 2014;17(1):35–41.
33. Ratner NL, Davis EB, Lhotka LL, et al. Patient-centered care, diabetes empowerment, and type 2 diabetes medication adherence among American Indian patients. Clin Diabetes 2017;35(5):281–5.
34. Powers MA, Bardsley J, Cypress M, et al. Diabetes self-management education and support in type 2 diabetes: a joint position statement of the American diabetes association, the American association of diabetes educators, and the Academy of Nutrition and Dietetics. Diabetes Educator 2017;43(1):40–53.
35. Shillinger D, Piette J, Grumbach K, et al. Closing the loop: physician communication with diabetic patients who have low health literacy. Arch Intern Med 2003;163:83–90.
36. Chew LD, Bradley KA, Boyko EJ. Brief questions to identify patients with inadequate health literacy. Fam Med 2006;36:588–94.
37. Geboers B, Brainard JS, Loke YK, et al. The association of health literacy with adherence in older adults, and its role in interventions: a systematic meta-review. BMC Public Health 2015;15(1):903.
38. Loke YK, Hinz I, Wang X, et al. Systematic review of consistency between adherence to cardiovascular or diabetes medication and health literacy in older adults. Annals of Pharmacotherapy 2012;46(6):863–72.
39. Fulton MM, Riley Allen E. Polypharmacy in the elderly: a literature review. J Am Acad Nurse Pract 2005;17(4):123–32.
40. Gaziano TA, Pandya A, Sy S, et al. Modeling the cost effectiveness and budgetary impact of Polypills for secondary prevention of cardiovascular disease in the United States. Am Heart J 2019;214:77–87.
41. Coca A, Agabiti-Rosei E, Cifkova R, et al. The polypill in cardiovascular prevention: evidence Fulton MM, Riley Allen E. Polypharmacy in the elderly: a literature review. J Am Acad Nurse Pract 2005;17(4):123–32.
42. Coca A, Agabiti-Rosei E. Limitations and perspective–position paper of the European Society of Hypertension. J Hypertens 2017;35(8):1546–53.

43. Robles-Martinez P, Xu X, Trenfield SJ, et al. 3D printing of a multi-layered polypill containing six drugs using a novel stereolithographic method. Pharmaceutics 2019;11(6):274.
44. Shah VN, Garg SK. Managing diabetes in the digital age. Clin Diabetes Endocrinol 2015;1(1):16.
45. Dayer L, Heldenbrand S, Anderson P, et al. Smartphone medication adherence apps: potential benefits to patients and providers. J Am Pharm Assoc 2013;53(2):172–81.
46. Vervloet M, Linn AJ, van Weert JCM, et al. The effectiveness of interventions using electronic reminders to improve adherence to chronic medication: a systematic review of the literature. J Am Med Inform Assoc 2012;19(5):696–704.
47. Ahmed I, Ahmad NS, Ali S, et al. Medication adherence apps: review and content analysis. JMIR Mhealth Uhealth 2018;6(3):e62.
48. Zullig LL, Gellad WF, Moaddeb J, et al. Improving diabetes medication adherence: successful, scalable interventions. Patient Prefer Adherence 2015;9:139–49.
49. Dunbar-Jacob J, Mortimer-Stephens M. Treatment adherence in chronic disease. J Clin Epidemiol 2001;54(12):S57–60.
50. Nieuwlaat R, Wilczynski N, Navarro T, et al. Interventions for enhancing medication adherence. Cochrane Database Syst Rev 2014;(11):CD000011.
51. Williams A, Manias E, Walker R. Interventions to improve medication adherence in people with multiple chronic conditions: a systematic review. J Adv Nurs 2008; 63(2):132–43.

第 10 章　老年高血糖和糖尿病住院患者的管理

Georgia M. Davis, Kristen DeCarlo, Amisha Wallia, Guillermo E. Umpierrez and Francisco J. Pasquel

　　糖尿病是世界上增长最快的健康挑战之一。对于许多老年患者,如中度至重度高血糖、1 型糖尿病、高血糖急症、单纯使用非胰岛素药物无法控制血糖的患者,胰岛素治疗仍是一种较推荐的治疗方案。最近的临床试验表明,相较于复杂的胰岛素治疗方案,几种非胰岛素类药物作为单一疗法或与低剂量基础胰岛素联合治疗,具有相当的疗效和一定的安全优势。为老年糖尿病住院患者制定最合适的管理计划需要考虑诸多因素,谨防血糖异常相关的不良影响。

关键词：糖尿病;老年人;高血糖;胰岛素;肠促胰岛素;住院患者

要点
- 在门诊及住院患者中,老年糖尿病是一个日益增长的公共健康问题。
- 大多数住院的糖尿病患者为老年人(>65 岁)、衰弱并伴有多种合并症。
- 推荐综合考虑患者的个人治疗目标、合并症、功能状态、预期寿命及出现严重低血糖和高血糖的风险,采用基于团队的老年综合评估方法来定制个性化护理计划。
- 对于合并肾功能下降、营养不良等低血糖危险因素的老年患者,建议谨慎使用胰岛素治疗。
- 最近的临床试验结果表明,对于大多数轻中度高血糖患者,更推荐采用低血糖风险较低的药物为主的简化治疗方案。

引言

　　全球有超过 4.5 亿人患有糖尿病,2017 年全球卫生保健相关支出约为 8 500 亿美元[1]。据估计,到 2030 年,全球糖尿病支出将比 2015 年支出水平高出 88%,占全球国内生产总值(gross domestic product, GDP)的 2.2%(2015 年为 1.8%)[2]。除了对国家卫生保健系统和全球经济造成社会经济负担外,糖尿病也对老年人造成了巨大影响。据估计,在美国 65 岁以上的人群中,每五位就有一位患有糖尿病[3]。老年人不仅易患糖尿病,且需要住院治疗的可能性是年轻人的 3 倍[4]。

　　血糖控制对减少并发症和死亡率具有重要意义[5-7]。然而,住院患者中严格的血糖控制与医源性低血糖不良结局有关[8]。在糖尿病病程长、存在糖尿病相关并发症、多种合并症及身体功能下降的老年患者中,实现血糖控制和避免低血糖之间的平衡尤其具有挑战性。在确定老年患者的血糖目标和糖尿病治疗方案时,需重点考虑身体功能状态、预期寿命、衰弱程度、认知功能障碍等因素。

　　老年糖尿病住院患者管理的相关研究有限[9]。我们回顾了老年糖尿病住院患者的患病率、临床表现、评估情况,同时探讨了多学科团队协作方法、糖尿病教育、血糖控制策略以及推荐出院方案的重要性。

患病率与经济负担

　　根据美国国家住院患者样本数据库的数据,2000 年至 2010 年,美国糖尿病的患病率从 39% 上升到 42%[10]。大多数报告的老年糖尿病患者均为 2 型糖尿病(T2DM),这也是本文的重点。然而,据估计,1 型糖尿病占全球糖尿病病例的 5%~10%,尽管有几项研究表明中老年人(>50 岁)的 1 型糖尿病诊断率在进一步上升,但其大多数病例均是在儿童和青年时期确诊[11-12]。2014 年,美国共计有 720 万例成年人以糖尿病作为出院诊断[13]。在 2007 年至 2014 年期间,有超过 3 200 万例 65 岁及以上的糖尿病患者住院[14],占所有入院糖尿病患者的 57%。在同一时期,因高血糖危象入院的人数也有所增加(2007 年为 0.8%,2014 年为 1.2%),其中老年人的死亡率急剧增加(12.8%)[14]。

　　已确诊糖尿病患者的总支出从 2012 年的 2 450 亿美元增加到 2017 年的 3 270 亿美元[15]。美国糖尿病费用的持续增加主要与 65 岁及以上老年人糖尿病患病率的增加有关。老年糖尿病患者医疗支出约占糖尿病医疗卫生总支出的 61%[15]。65 岁以下与 65 岁及以上的糖尿病人群平均每年超额开支分别约为 6 675 美元和 13 239 美元。住院治疗花费大约占糖尿病总治疗费用的 30%[15]。

　　高血糖,定义为血糖超过 140mg/dL,常见于住院的老年患者。65 岁以上的普通内科和外科患者约三分之一在住院期间发生高血糖,在类似年龄的危重患者和心脏外科患者中,高血糖发生率增加至 70% 以上[16-19]。此外,老年糖尿病患者的住院率比非糖尿病患者高。血糖控制不佳,糖化血红蛋白(HbA1c)高于 7% 的老年糖尿病患者住院率显著高于血糖控制良好、糖尿病前期或未确诊糖尿病者[20]。老年人群合并糖尿病和高血糖往往导致不良预后,需确定有效的住院及门诊治疗方案的重要性。

病理生理学

衰老本身对葡萄糖代谢产生复杂的影响,包括 β 细胞功能障碍、胰岛素分泌与胰岛素抵抗的变化及肥胖的调节[21]。众所周知,随着年龄的增长,β 细胞功能和胰岛素分泌会逐渐降低[22]。老年人高血糖和糖尿病的病因被认为是多因素参与的,包括遗传、饮食、生活方式、人体成分、外周胰岛素敏感性。有研究比较了年轻人和老年人肝脏葡萄糖分泌水平,发现肝脏葡萄糖分泌受年龄的影响似乎不如人体成分显著[21,23-25]。研究表明,相较于年轻人,老年人的β 细胞功能和胰岛素分泌水平下降,胰岛素抵抗逐渐加重[26-28]。此外,随着年龄的增长,脂肪量的变化和肌肉量的减少,以及脂肪组织功能障碍(一种促炎症状态)增加了老年人的胰岛素抵抗。

急性疾病与皮质醇和儿茶酚胺释放增加、糖异生、外周组织葡萄糖摄取减少有关,这些改变均可导致应激期间的高血糖。因此,住院的老年人容易发生葡萄糖稳态异常。

住院老年糖尿病患者的评估

老年糖尿病患者伴发糖尿病并发症的风险较高,并与老年综合征的发病率和流行率增加相关[29-30]。老年综合征是在老年人群中多种因素作用的临床表现,可以极大地影响糖尿病患者的自我照护、生活质量、健康结果(再住院率、死亡率)[31-32]。老年综合征临床表现主要包括认知或心理障碍、抑郁、谵妄、痴呆。此外,还可能出现跌倒、营养不良、尿失禁等功能障碍[31,33]。

以上老年综合征在住院患者中非常普遍。一项对 70 岁以上的糖尿病住院患者的前瞻性研究发现认知功能障碍发生率较高,包括痴呆(27.8%)、谵妄(21.1%)、抑郁(38.9%)、日常生活活动依赖(91.1%)[34]。使用简易精神状态检查(MMSE)进行认知评估,结果正常的患者比例较低(12.2%),而筛查出痴呆的患者数量较多(43.8%),且这些患者此前并未被诊断出患有痴呆[34]。

老年糖尿病和高血糖患者的管理需通过老年综合评估(comprehensive geriatric assessment,CGA) 方法评估合并症情况和老年综合征[31](图 10.1)。CGA 由有效的筛选评估工具组成,是一种对老年人的身体条件、功能水平、认知、心理和社会领域进行评估的多模式、多学科评估方法[33,35]。CGA 的各个组成部分是国家老年人医疗保险和医疗补助服务中心所要求的,通常由初级保健医生实施[36]。CGA 旨在识别现有的老年综合征以评估风险,同时全面评估患者的整体健康状况[37-38]。在住院和居住于社区的老年人群中,常规实施CGA 可改善患者预后,包括降低住院率、延缓生活质量下降、降低死亡率,其在大多数老年糖尿病患者住院及院外管理指南中均有推荐[30,31,37,39-42]。

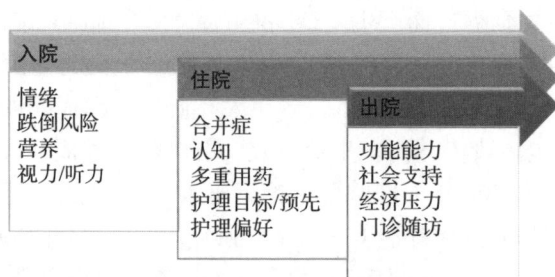

图 10.1　住院期间老年综合评估流程

　　CGA 可以为住院患者照护计划的评估和发展提供一个框架。老年糖尿病患者发生老年综合征的风险增加[43],住院时可通过详细评估相关的医疗条件、认知功能、多重用药、身体功能状态、照护目标,从而为初级团队提供了识别这些风险的机会[44]。针对高血糖或糖尿病老年人群的多学科团队通常包括但不限于咨询服务(内分泌学、老年病学、神经学、精神病学和缓医疗团队)、糖尿病教育、物理和职业疗法、注册营养师、药学、护理学、社会工作、照护管理。在住院患者中使用这种评估模式中的部分方法而不是完整的 CGA 可得到最佳效果。出院时,评估患者的功能和社会经济支持,有助于制定一套安全的从住院到门诊的照护计划(见图 10.1)。

　　专家共识小组制定了有针对性的老年评估工具。一项基于 CGA 的 1 页评估报告在巴西的一家老年日间医院得到了验证(患者平均年龄为 79.5 ± 8.4岁)[45]。该评估涵盖了 10 个领域(社会支持、近期入院情况、跌倒、用药数量、日常生活活动能力、认知表现、健康自评、抑郁症状、营养状况、步行速度)[45]。此外,该工具还用于预测住院老年患者(平均年龄为 79.4 ± 8.4 岁)的 1 年死亡率[46]。由于高效的 CGA 模型对医疗实践至关重要,此筛选工具需要额外的研究来验证其广泛适用性。

　　在面向老年糖尿病住院患者的针对性 CGA 中,认知障碍和衰弱这两个特定的领域可能是最有益的评估指标。超过一半的老年糖尿病患者患有认知障碍,增加低血糖风险[47]。经过验证的简易智力状态评估(Mini-Cog)可用于筛查门诊老年人的认知障碍,只需大约 3 分钟即可完成[48-49]。老年人的糖尿病与肌力下降、肌少症、肌肉加速流失和肌肉质量下降有关,这是导致衰弱的独立危险因素,而衰弱又与死亡率增加相关[41,50-51]。几种衰弱筛查工具已被验证,可用于老年糖尿病患者,但目前尚无住院患者使用此类工具的金标准[52-55]。

住院期间的老年医学评估和管理单元提供的多学科 CGA 可能有利于衰弱老年人的住院照护,并降低出院时的功能下降及出院后 1 年的入院率[43]。另一个成功的举措是老年人急性期照护(Acute Care for Elders,ACE)模式,该模式旨在预防老年人住院后的功能衰退和不良后果。其特点是所有照护以病人为中心,包括频繁的医学复查、早期康复、出院计划。一项针对老年人(平均年龄 81 岁)的系统评价和荟萃分析显示,接受 ACE 治疗的老年人(n=6 839)可减少跌倒、谵妄、功能衰退、住院时间及出院后转至养老院照护的概率,使更多人出院回家[56]。这些住院评估模型强调了多学科团队协作方法的重要性,并将 CGA 作为住院老年人照护的专门组成部分,其可能在老年糖尿病患者的照护中发挥重要作用。肌少症、肌肉质量损失、肌肉质量差是导致虚弱的独立风险因素,与死亡率增加有关。

针对老年人群的多学科团队和糖尿病教育

在需要的情况下,住院治疗为糖尿病管理和教育多学科护理的专业服务提供了独特的机会(图 10.2)。回顾性研究强调了糖尿病专科会诊团队参与住院血糖管理的重要性,如 30 天内再入院率减少和住院时长的降低[57-58]。此外,在糖尿病控制不佳的住院患者中进行正规的糖尿病教育与 30 天内再次住院的频率较低存在相关性[59]。一项针对住院患者血糖控制、糖尿病教育和出院规划的多学科团队的作用评估研究表明,患者出院后 1 年的血糖控制有所改善,刚开始使用胰岛素的患者的血糖控制显著改善,HbA1c 平均下降了2.4%[60]。多学科团队方法和老年人个体化糖尿病护理计划为这一高危人群成功的长期糖尿病护理提供了初步框架。

血糖目标

观察性研究的数据表明,住院患者的并发症和死亡率增加与低血糖和高血糖之间均存在一致的相关性[61-62]。尽管医院的临床试验囊括了老年患者在内的广泛受试者,但最脆弱和高龄人群往往被排除在这些试验之外[7,63-65]。

住院患者血糖指标的建议历来根据病情危重与否分为两类。尽管老年人已被纳入这些试验中,但尚未就仅基于年龄和与年龄相关的因素制定具体的血糖目标建议。鉴于缺乏针对老年住院患者血糖目标的具体建议,我们建议遵循针对成年患者的一般临床指南,但重点是低血糖的预防。

老年综合评估的组成部分	多学科团队：初诊团队、咨询及其他服务	
合并症	初诊团队	内分泌科会诊
认知	初诊团队	老年病科，精神科或神经内科会诊
多重用药	初诊团队	老年病科或内分泌科会诊	药师，糖尿病教育师
护理目标	初诊团队	老年病科，精神科或姑息治疗咨询
情绪	初诊团队	精神科会诊
跌倒风险	初诊团队	护理，物理治疗，职业治疗
营养	初诊团队	注册营养师，护理，糖尿病教育者
视力/听力	初诊团队	转诊至眼科和/或（耳鼻喉）听力学科
功能能力	初诊团队	物理和职业治疗，护理
社会支持	初诊团队	护理，糖尿病教育者，社会工作者，护理管理
经济压力	初诊团队	药师，社会工作者，护理管理

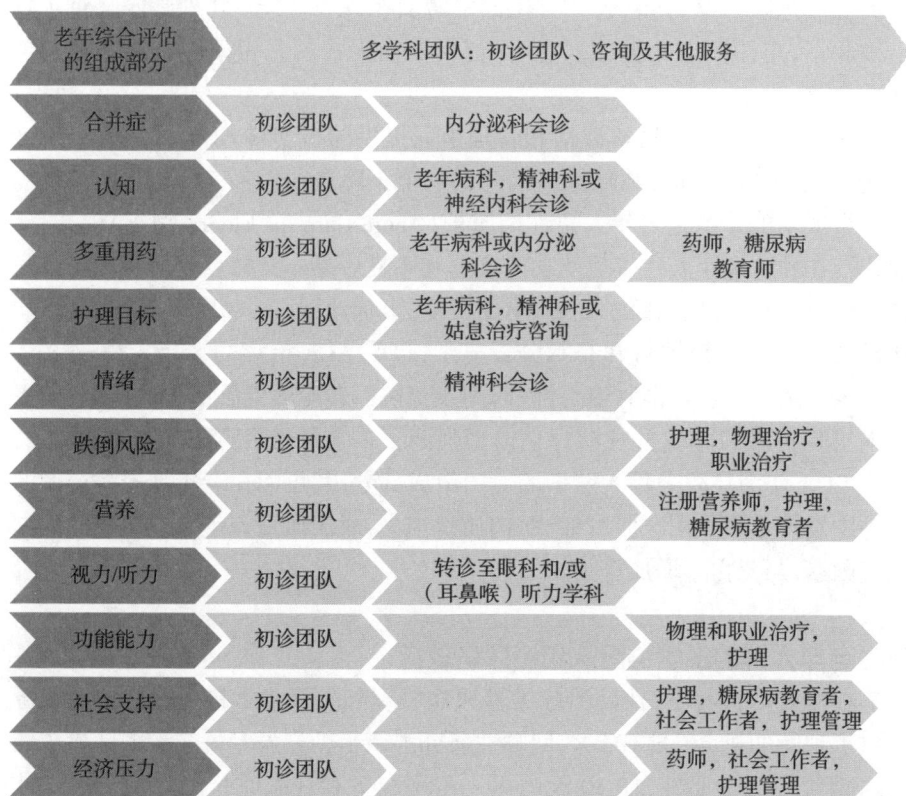

图 10.2　老年综合评估的组成部分。引自 DeCarlo K, Wallia A. Inpatient management of T2DM and hyperglycemia in older adults. Curr Diab Rep. 2019;19(10):104.

　　2019 年美国糖尿病协会关于住院患者血糖控制的糖尿病医疗护理标准建议指出，大多数住院患者（包括重症和非重症护理患者）的血糖水平目标应为 140~180mg/dL（7.8~10mmol/L），以改善与不受控制的高血糖相关的结局，同时将低血糖风险降至最低[66]。对于住院患者（无论是否患有糖尿病），通常建议在血糖水平达到 180mg/dL 时开始治疗，包括围手术期的患者[66-67]。更严格的目标可能适用于特定的住院人群（如心脏手术、急性卒中患者），前提是这些目标可以在没有严重低血糖的情况下实现。然而，与不太积极的血糖控制目标一致，最近针对心脏手术患者进行的两项随机对照试验并未发现以 100~140mg/dL 的血糖水平为目标相较于 140~180mg/dL 为目标的强化胰岛素治疗可减少住院患者并发症[68-69]。

　　入院时 HbA1c 水平是接受胰岛素治疗的 T2DM 患者住院期间血糖控制情况和低血糖风险的良好预测指标。与 HbA1c 水平在 7%~9% 及超过 9% 的患者相比,入院时 HbA1c 水平低于 7% 的患者更有可能在住院期间实现目标血糖控制,但低血糖的发生率也更高[70]。为了降低医源性低血糖的风险,建议患者在血糖值低于 100mg/dL(5.6mmol/L)时每日调整胰岛素剂量[71]。对于疾病晚期、严重合并症、护理中不能频繁进行血糖监测或密切护理监督的患者,需要较为宽松的目标血糖控制范围以降低低血糖的风险。

住院患者低血糖

住院期间最有可能发生低血糖的患者往往年龄较大、合并症较多且正在接受胰岛素治疗[72]。住院患者发生低血糖最常见的危险因素是使用胰岛素治疗,其他危险因素包括使用磺脲类药物、胰岛素给药错误、营养摄入不足、住院常规的改变[72-74]。高龄老年人因为合并症的发生率较高,如肾功能衰竭、营养不良、恶性肿瘤、痴呆、衰弱,也更容易发生低血糖[75-76]。

多项观察性研究和临床试验报告指出,住院老年患者发生低血糖与住院时间延长和死亡率较高有关[75,77-78]。一项病例对照研究表明,因低血糖收入急诊室和老年病房的老年患者在医院死亡的概率较对照组高出 3.7 倍。这种相关性独立于其他危险因素[77]。Kagansky 等[75]在一项包括 5 000 多名 70 岁及以上住院患者的研究中发现,败血症、白蛋白水平、恶性肿瘤、磺脲类药物和胰岛素治疗、碱性磷酸酶水平、女性性别和肌酐水平都是医院低血糖发生的独立预测因子。低血糖发生与死亡率相关。然而在调整了多个协变量后,这种相关性消失[75]。另外,有研究表明,无论患糖尿病与否,死亡率与自发性低血糖相关,与医源性的低血糖(如胰岛素治疗)无关[72,79-80]。在观察性研究中针对患有多种合并症的老年人建立低血糖与死亡率之间的独立因果关系较为复杂。非重症监护病房的临床试验表明,接受胰岛素治疗的 T2DM 患者低血糖的发生率约为 12%~38%[7,64-65,81-83]。但是,这些研究在对照组中报告严重低血糖的发生率非常低,试验数据缺乏评估死亡率的足够统计学效力。然而,在危重患者中,低血糖的存在及严重程度与死亡风险增加有关。重症监护中的正常血糖评估 - 使用葡萄糖算法调节生存(NICE-SUGAR)的试验报告指出,与无低血糖的患者相比,发生严重低血糖[<40mg/dL(2.2mmol/L)]的患者死亡率为 35.4%,相关死亡危险比为 3.21,95% 置信区间(CI)为 2.49~4.15[8]。

重症监护病房高血糖的管理

静脉注射胰岛素是重症监护室治疗高血糖患者(包括老年人)的首选方法。文献中记载了各种用于治疗内科和外科重症监护室患者的胰岛素连续输注方案[84]，近年来用于指导临床工作人员调整胰岛素输注方案的计算机的算法已经商业化。虽然采用计算机算法可降低低血糖发生率、减少血糖波动幅度，并提高血糖达标率，但目前尚无研究能证实相较于传统纸质版输注方案，计算机算法对降低院内并发症或死亡率的显著优势[5,85]。

非重症监护环境中的高血糖管理

基础和速效皮下注射胰岛素

皮下注射胰岛素被认为是非重症监护病房患者控制血糖的首选方案，通常单独使用基础胰岛素，或与餐前胰岛素联合使用[71]。在老年患者中选择胰岛素治疗方案更具复杂性，这与其合并症状态、营养状况波动、衰弱综合征的存在，以及伴随的低血糖感知能力下降所导致的低血糖风险增加密切相关。

对于大多数进食较多且高血糖不受控制的老年患者，可以考虑采用基础-餐时胰岛素治疗方案，起始总日剂量（total daily dose，TDD）为 0.2~0.3U/（kg·d），其中一半 TDD 作为基础胰岛素，另一半作为速效胰岛素在餐时分配[9]。多样的营养状况和进食量不同可能是更常见的慢性问题，加上老年人急性疾病的影响，导致某些胰岛素方案的医源性低血糖风险增加。几项研究表明，与使用胰岛素类似物的基础-餐时治疗方案相比，老年人使用人胰岛素（NPH 和常规胰岛素）尤其是预混制剂的低血糖发生率更高（增加 3 倍）[83,86]。因此，建议不要在医院使用预混胰岛素。

有研究建议，为了减少高危人群的低血糖发生风险，可对胰岛素方案稍加修改。Basal Plus 试验评估了基础胰岛素联合餐时胰岛素（基础-餐时方案）与基础胰岛素和餐时仅使用滑动比例胰岛素（sliding scale insulin，SSI）（基础加餐时方案）或仅使用 SSI 对 T2DM 患者的治疗效果[65]。随着年龄的增长，对于≥70 岁和/或血肌酐≥2.0mg/dL 的患者，胰岛素的总日剂量需降低，基础胰岛素的起始剂量为 0.15U/（kg·d）。结果表明，基础联合餐时方案组和基础-餐时加用胰岛素方案组之间的血糖控制情况和低血糖发生频率相当，这表明对于口服摄入量较少的老年患者，在进餐时使用基础胰岛素和 SSI，并结合较低的胰岛素 TDD 可能是首选[65]。一项回顾性研究评估了老年衰弱患者使用 GesTIO 医院胰岛素方案的应用情况，该方案将胰岛素的 TDD 降低为 0.2~0.3U/（kg·d），餐前血糖在 70~90mg/dL 时减少餐前胰岛素剂量，结果表明，患者的日平均血糖有所改善，低血糖发生率仅为 9.1%，无严重低血糖事件发生[87]。

短效胰岛素的补充 / 校正剂量（滑动比例）

SSI 作为按固定时间间隔注射常规或速效胰岛素的方案，是医院中治疗高血糖（包括老年患者）的常见方法。尽管一些轻度高血糖患者单独使用 SSI 可能实现良好的血糖控制，但这种仅通过被动反应性纠正高血糖的治疗方式常常导致患者的血糖波动幅度增大，引发高血糖和低血糖，并增加并发症的风险[7,64]。

住院患者使用非胰岛素治疗管理高血糖

由于担心在紧急情况下使用传统口服制剂的安全性，专业协会建议使用胰岛素方案作为医院治疗高血糖的首选方法。安全性问题主要与二甲双胍引起的乳酸性酸中毒、噻唑烷二酮类药物的延迟起效和蓄积、磺脲类药物的持续低血糖反应有关[71,88]。尽管有这些建议，口服降糖药物（oral antidiabetic agents, OAD）的使用在全球范围内的临床实践中仍然是较为常见的[88]。但目前尚未有任何前瞻性的研究评估在医院中使用传统 OAD 的安全性和有效性。在一项针对长期护理或专业护理机构住户的随机对照试验中，我们观察到，与低剂量胰岛素治疗相比，如使用起始剂量为 0.1U/(kg·d) 的甘精胰岛素，持续使用 OAD 也可实现类似的血糖控制[89]，但研究结果显示两组的低血糖发生率都很高（26 周内有 30% 的患者发生低血糖）[89]。

最近，一些低血糖风险较低的药物（即基于肠促胰岛素的治疗）已在住院糖尿病患者（包括老年人）及长期护理和专业护理机构住户中开展前瞻性评估研究[88,90-91]。

基于肠促胰岛素的治疗

肠促胰岛素制剂在高血糖时产生促进胰岛素分泌的作用，低血糖风险低[92-93]。大型心血管结局试验（CVOT）对二肽基肽酶 -4（DPP-4）抑制剂进行测试，证实了这类药物的心血管安全性。CVOT 还证实了胰高糖素样肽 -1 受体激动剂（GLP-1RAS）的安全性，并报告了主要心血管事件的减少[94-97]。使用 DPP-4 抑制剂、天然的 GLP-1 和 GLP-1RAS 的临床试验在住急性病患者中显示出良好的结果。

二肽基肽酶 -4 抑制剂

多项随机对照试验和观察性研究报道，DPP-4 抑制剂单独或联合基础胰岛素使用对于内、外科 T2DM 患者的治疗是安全有效的[98-102]。一项初步的研究表明,西格列汀单独或联合基础胰岛素对伴有轻、中度高血糖的 T2DM 患者有效[99]。这项研究包括单纯饮食治疗、使用口服药物或低于 0.4U/(kg·d)的低剂量胰岛素治疗的参与者。90 名参与者被随机分为西格列汀组和西格列汀联合基础胰岛素或基础 - 餐时胰岛素治疗组。各组间平均每日血糖的主要结果没有差异。接受西格列汀治疗的患者胰岛素 TDD 和胰岛素注射次数较低。然而,亚组分析显示,随机血糖 >180mg/dL 的患者单独服用西格列汀后,每日平均血糖仍较高,这表明 DPP-4 抑制剂单一治疗对于中、重度高血糖患者的治疗效果可能欠佳。一项更大规模的随访研究比较了西格列汀联合每日单次基础胰岛素和基础 - 餐时胰岛素治疗方案,这些患者的总胰岛素剂量达到 0.6U/(kg·d)[98]。两组间的血糖控制情况相似。西格列汀联合基础胰岛素治疗组中有 16% 的患者治疗失败,而接受基础 - 餐时治疗组中有 19%的患者治疗失败。治疗失败与分组无关,但与较高的 HbA1c 水平有关[70]。HbA1c 每改变 1 个单位,治疗失败的概率增加 30%(优势比为 1.3,95% CI:1.2~1.5)。

一项仅纳入外科患者的随机对照试验比较利格列汀与基础 - 餐时胰岛素治疗方案在入院前使用饮食治疗、口服药物治疗或 TDD≤0.5U/(kg·d)的患者中的治疗效果[102]。结果显示平均每日血糖差异为 10.8mg/dL(95% CI:0.72~22mg/dL)。在随机分组时血糖 <200mg/dL 的参与者中(63%),利格列汀组和基础 - 餐时胰岛素组的血糖控制相似[分别为(160±41)mg/dL 和(157±41)mg/dL,P=0.43]。然而,与基础胰岛素组相比,随机分组时血糖≥200mg/dL 的患者使用利格列汀的血糖控制情况比基础 - 餐时胰岛素组差[分别为(196±47)mg/dL 和(165±47)mg/dL,P<0.001]。利格列汀显著降低了低血糖事件的发生率(分别为 1.6% 和 11%,P=0.001),相对风险降低 86%。同样,Garg 等[101]比较了沙格列汀和基础 - 餐时胰岛素治疗方案,发现在轻度高血糖患者(入院时血糖为 150mg/dL,平均 HbA1c<7%)中的血糖控制效果方面两者没有差异。

此外,一项随机对照试验比较了利格列汀和低剂量基础胰岛素在长期护理和专业护理机构居民中的效果[91]。受试者已知存在 T2DM 病史,BG>180mg/dL 和 / 或 HbA1c>7.5%,接受饮食、OAD 或胰岛素治疗[TDD≤0.1U/(kg·d)]。与甘精胰岛素相比,利格列汀治疗在血糖控制方面不劣于甘精胰岛素。此外,与甘精胰岛素相比,利格列汀导致血糖低于 70mg/dL(3% 对比 37%)或低于 54mg/dL(7% 对比 0%)的低血糖事件减少[91]。这些发现不一定适用于住院环境。然而,衰弱患者即使接受低剂量胰岛素治疗也会发生低血糖。这些试验的结果提示,与更复杂的胰岛素方案相比,使用 DPP-4 抑制剂治疗有较低的低血糖发生率,且与胰岛素方案的血糖控制效果相近,特别是在轻度至中度高血糖患者中(图 10.3)。

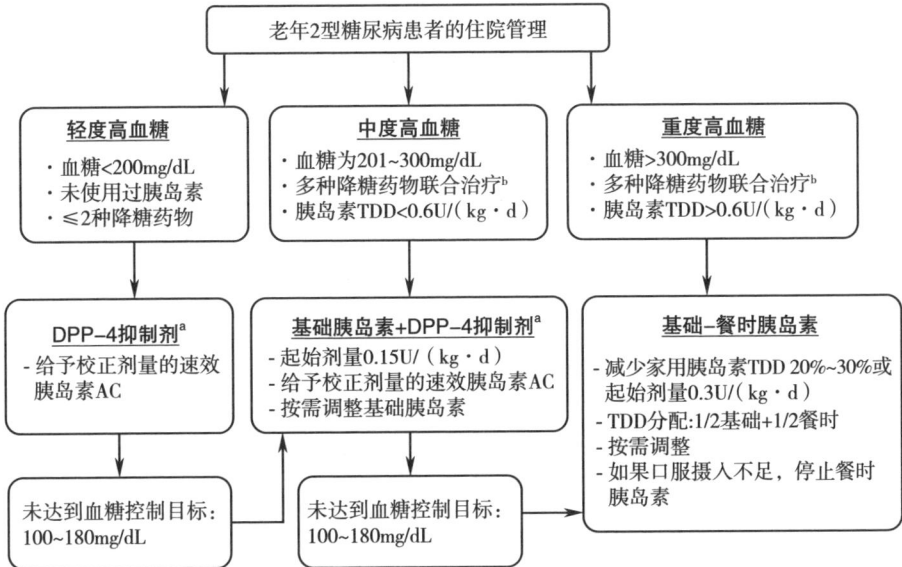

```
                    ┌─────────────────────────────┐
                    │  老年2型糖尿病患者的住院管理  │
                    └─────────────────────────────┘
```

轻度高血糖	中度高血糖	重度高血糖
·血糖<200mg/dL ·未使用过胰岛素 ·≤2种降糖药物	·血糖为201~300mg/dL ·多种降糖药物联合治疗[b] ·胰岛素TDD<0.6U/(kg·d)	·血糖>300mg/dL ·多种降糖药物联合治疗[b] ·胰岛素TDD>0.6U/(kg·d)
DPP-4抑制剂[a] -给予校正剂量的速效胰岛素AC	**基础胰岛素+DPP-4抑制剂[a]** -起始剂量0.15U/(kg·d) -给予校正剂量的速效胰岛素AC -按需调整基础胰岛素	**基础-餐时胰岛素** -减少家用胰岛素TDD 20%~30%或起始剂量0.3U/(kg·d) -TDD分配:1/2基础+1/2餐时 -按需调整 -如果口服摄入不足,停止餐时胰岛素
未达到血糖控制目标: 100~180mg/dL	未达到血糖控制目标: 100~180mg/dL	

图 10.3　老年 2 型糖尿病住院患者进行起始降血糖治疗的推荐。目前尚无前瞻性研究评估其他口服降糖药物在住院环境中的疗效。AC,餐前;TDD,每日总剂量。[a] 根据肾小球滤过率调整剂量(西格列汀或沙格列汀),利格列汀不需要调整剂量。[b] 降血糖药物:口服药物和 GLP-1 受体激动剂。引自 Pasquel FJ,Fayfman M,Umpierrez GE. Debate on insulin vsnon-insulin use in the hospital setting-is it time to revise the guidelines for the management of inpatient diabetes? Curr Diab Rep. 2019;19(9):65.

胰高糖素样多肽 -1 受体激动剂

初步研究已经表明,注射天然 GLP-1 或使用 GLP-1RAS 可能会改善内皮功能[103],缩小心肌梗死范围[104],并增强左心室功能[105-108]。GLP-1RAS 和天然 GLP-1 的治疗效果也已在危重患者和外科患者中进行了试验[109-112]。一项对心脏外科高血糖患者的非随机研究表明,与病例对照组相比,静脉注射艾塞那肽效果显著且低血糖风险较低[109]。同样,Besch 等[113]开展的一项随机试验表明,72% 的艾塞那肽治疗患者和 80% 的胰岛素治疗组(P=0.3)均达到了目标血糖水平。艾塞那肽组的受试者总体接受的胰岛素较少,并且开始胰岛素治疗的时间间隔较长。

非心脏手术前给予利拉鲁肽进行围手术期治疗与胰岛素输注或手术当天上午皮下注射 50% 家庭胰岛素剂量进行比较[111]。利拉鲁肽治疗组术后 1 小时血糖水平降低,而在低血糖或术后并发症方面两组没有差异。利拉鲁肽的使用与术前恶心发生率的增加有关。在 2019 年美国糖尿病协会科学会议上公布的全球试验初步结果显示[114],术前使用利拉鲁肽可显著改善血糖控制,并降低心脏手术后对胰岛素的需求[115]。

我们近期在内科和外科糖尿病住院患者中开展了一项对照研究,比较了每日两次 5μg 艾塞那肽(联用或不联用基础胰岛素)与标准基础 - 餐时胰岛素方案的疗效差别[116]。在该院接受艾塞那肽联合基础胰岛素治疗的患者,其血糖平均值与基础 - 餐时胰岛素组相似[分别为(154±39)mg/dL 和(166±40)mg/dL,P=0.31],而与单用艾塞那肽治疗的患者[(177±4)mg/dL,P=0.02]相比血糖平均值更低。与单用艾塞那肽(62%)或基础 - 餐时胰岛素组(63%)相比,艾塞那肽联合基础胰岛素组中血糖在 70~180mg/dL 的目标范围内的患者比例更高(78%)。接受艾塞那肽治疗的患者恶心发生率较高[116]。

这些研究表明,GLP-1RA 可能在不增加低血糖风险的情况下有效地控制血糖水平。然而,其使用可能会受到潜在胃肠道副作用的限制,可能需要避免用于胃肠道疾病活动期的患者或衰弱伴进食不佳的患者。

我们对 192 名老年 T2DM 住院患者进行了一项基于胰岛素治疗的汇总分析,包括单独接受肠促胰岛素治疗(DPP-4 抑制剂或 GLP-1RA)、肠促胰岛素联合基础胰岛素或基础 - 餐时胰岛素治疗的老年患者。与复杂的基础 - 餐时给药方案相比,肠促胰岛素治疗具有相似的血糖控制效果和较低的低血糖发生率[117]。

钠 - 葡萄糖协同转运蛋白 2 抑制剂

钠 - 葡萄糖协同转运蛋白 2(SGLT2)抑制剂是一类口服降糖药物,可抑制肾脏对葡萄糖的重吸收[118]。除了改善血糖控制外,大型 CVOT 还表明 SGLT2 抑制剂具有显著的心血管益处,大型随机对照试验显示心血管疾病相关死亡率降低,因心力衰竭住院的人数减少,糖尿病肾病患者的肾脏预后也有所改善[119-121]。在老年人中也观察到了这种心肾结局[122]。尽管有这些好处,SGLT2 抑制剂仍会产生副作用,这些副作用可能会限制其在医院使用的可能性,例如血糖正常的糖尿病酮症酸中毒、急性肾损伤、血容量减少、泌尿生殖系统感染。这些潜在的副作用降低了 SGLT2 抑制剂在住院的老年急性疾病患者中使用的可能性。

医院糖尿病技术的新进展

糖尿病技术在住院患者中的应用正在兴起,包括连续血糖监测(continuous

glucose monitoring,CGM）和胰岛素泵技术的使用。CGM 通过使用一个小型的皮下传感器每 5~15min 提供一次估算的血糖值,可以更完整地描述血糖控制情况。虽然 CGM 在医院的使用仍处于研究阶段,但最近的一项试点研究探索了将其应用于老年人群,以提醒护理人员注意低血糖事件[123]。患者被随机分为标准毛细血管血糖监测组和实时 CGM 组,数据以遥测方法发送给护理人员,当血糖值为 85mg/dL 或更低时传感器发出警报。在这项研究中,干预组的总体低血糖发生率较低,且组内没有患者发生严重低血糖。这项研究进一步证明,对于有低血糖危险因素和无意识低血糖老年患者,使用 CGM 可预防低血糖。

前沿的糖尿病技术还包括使用混合闭环或人工胰腺技术。这指的是使用 CGM 和胰岛素泵疗法,并结合基于 CGM 血糖值的胰岛素输注调整算法。最近的一项研究比较了在非危重住院的 T2DM 患者（平均年龄 67 岁）中使用混合闭环治疗与标准基础 - 餐时胰岛素注射治疗的疗效[124]。与常规胰岛素治疗（41.5% ± 16.9%）相比,闭环组（65.8% ± 16.8%）在目标血糖范围内的时间（100~180mg/dL）比例更高（P<0.001）,而低血糖发生率并未增加。需要进一步的研究来评估混合闭环治疗的可行性、以患者为中心的结果和成本效益,特别是在老年住院患者中。

出院计划

医院的高血糖管理是以胰岛素治疗为基础,然而并非所有的患者都需要相同的家庭治疗方法。老年人出院指征在临床上可能是复杂的,需要考虑到合并症、复杂的药物方案和对老年人需求的评估（如综合老年评估的组成部分）。内分泌学会发布了老年人糖尿病护理指南,其中对分级框架进行了阐述,根据健康水平和死亡风险对患者进行分类。通过对慢性疾病、视力障碍和功能状态的评估,可以对健康的、中等健康状况和健康状况较差的老年患者进行恰当的护理目标分类[37,125]。指南建议,健康老年患者的 HbA1c 门诊目标为 7.0%~7.5%,中等健康人群为 7.5%~8.0%,健康状况较差的人群为 8.0%~8.5%[37]。

虽然住院期间的或近期的 HbA1c 可以帮助指导出院治疗,但目前还缺乏经过验证的算法或研究对老年人的出院建议进行评估。然而,我们先前曾推荐老年人进行以下的出院糖尿病治疗:若入院时 HbA1c 为 7.5%~8%,重新开始家庭治疗方案（必要时使用口服药物联合胰岛素）;若 HbA1c 为 8.0%~10.0%,考虑口服药物联合基础胰岛素（医院基础胰岛素剂量的 50%）;对于 HbA1c>10% 的患者,应采用基础 - 餐时胰岛素方案或入院前口服药物联合 80% 医院基础胰岛素剂量的组合方案[9]；这比大多数住院患者的治疗策略更温和[126]。在出院时应谨慎评估患者进行自我护理的能力，如血糖监测、自我注射能力、饮食摄入量和 / 或完成日常生活活动的能力。根据评估，适当调整糖尿病治疗计划，包括采用改良的治疗方案（如非胰岛素药物联合长效胰岛素）或利用护理人员帮助糖尿病患者自我护理。

在门诊治疗中，简化胰岛素方案对患者可能有明显的好处。Munshi 等[127] 指出简化胰岛素治疗方案可以降低低血糖发生率并减少糖尿病相关痛苦，而对 HbA1c 无明显影响。简化措施包括将睡前基础胰岛素注射调整为早晨注射、将预混胰岛素改为基础胰岛素，在联用口服药时减少或停用餐时胰岛素等。

在没有禁忌证（严重肾脏疾病、胃肠道不适）的情况下，应将二甲双胍视为出院时的首选药物。与磺脲类药物相比，DPP-4 抑制剂对老年人来说更安全有效，不良反应更少[128]。最近的一项随机对照试验显示，使用基础胰岛素治疗的老年患者添加 DPP-4 抑制剂进行治疗后，低血糖的发生率并未增加，达到血糖控制目标的患者比例增加了 2 倍[129]。在基于 HbA1c 的算法下，出院时添加西格列汀和二甲双胍对大多数的住院人群是有效的[130]。我们建议使用胰岛素或磺脲类药物治疗的老年人在添加新的 OAD 时要谨慎。当用低血糖风险低的药物替代时，建议谨慎减少胰岛素剂量或停止磺脲类药物（尤其是格列本脲）。更多有关 SGLT2 抑制剂在老年人中的安全性和使用数据即将公布[122]。需要进行临床试验来评估这些药物在出院的心力衰竭老年患者中的作用。出院计划是关键，应根据患者的需求和能力进行个性化的随访。如果可能的话，建议在出院后 2~4 周内对糖尿病患者进行门诊随访。出院建议应包括药物调节、关于药物变化的沟通、随访检查、后续诊所预约和联系信息[131]。符合条件的患者可以使用家庭健康转诊服务。如果将糖尿病列为转诊咨询中的一类问题，则可以包括血糖监测和糖尿病护理；如果患者在医疗保险覆盖范围内，在家且需要专业护理、物理 / 作业治疗或语言服务，则符合条件[132]；如果患者需要全职或长期的专业护理，则居家护理不适用，医疗机构将根据出院建议接管护理工作[132-133]。在一项一项针对长期照护机构老年患者（约 70 岁）的随机对照试验表明，与低剂量基础胰岛素相比，使用 DPP-4 抑制剂可以实现类似的血糖控制效果，同时显著降低低血糖风险[91]。

总结

过去 20 年，糖尿病成年患者的数量增加了 2 倍多，这是 21 世纪增长最快的健康挑战之一[134]。与非糖尿病患者相比，糖尿病患者住院的可能性更高。

其中,最容易受到影响的是糖尿病未得到控制的老年患者。在医院,超过一半的糖尿病患者年龄超过 65 岁,但专门针对这一群体的研究有限。老年糖尿病患者通常身体虚弱,并伴有多种并发症。因此,需要为他们制定以患者为中心的个体化治疗方法以避免危险的低血糖和高血糖事件发生。在住院的老年糖尿病患者中,应优先使用低血糖风险较低的简化治疗方案。胰岛素对于许多老年患者仍然是一种有用的药物,如中重度高血糖、有高血糖急症病史的患者及无法通过口服药物维持血糖控制的患者。临床试验一致表明,DPP-4 抑制剂单独或与低剂量基础胰岛素联合使用具有安全优势,与复杂的胰岛素治疗方案具有相当的疗效。

参考文献

1. Cho NH, Shaw JE, Karuranga S, et al. IDF diabetes atlas: global estimates of diabetes prevalence for 2017 and projections for 2045. Diabetes Res Clin Pract 2018;138:271–81.

2. Bommer C, Sagalova V, Heesemann E, et al. Global economic burden of diabetes in adults: projections from 2015 to 2030. Diabetes Care 2018;41(5): 963–70.

3. Bullard KM, Cowie CC, Lessem SE, et al. Prevalence of diagnosed diabetes in adults by diabetes type - United States, 2016. MMWR Morb Mortal Wkly Rep 2018;67(12):359–61.

4. Centers for Disease Control and Prevention. National hospital discharge survey "rate of discharges from short-stay hospitals, by age and first-listed diagnosis: United States, 2010". Available at: http://www.cdc.gov/nchs/data/nhds/3firstlisted/2010first3_rateage.pdf. Accessed July 2016.

5. Moghissi ES, Korytkowski MT, DiNardo M, et al. American Association of Clinical Endocrinologists and American Diabetes Association consensus statement on inpatient glycemic control. Diabetes Care 2009;32(6):1119–31.

6. McDonnell ME, Umpierrez GE. Insulin therapy for the management of hyperglycemia in hospitalized patients. Endocrinol Metab Clin North Am 2012;41(1): 175–201.

7. Umpierrez GE, Smiley D, Jacobs S, et al. Randomized study of basal-bolus insulin therapy in the inpatient management of patients with type 2 diabetes undergoing general surgery (RABBIT 2 surgery). Diabetes Care 2011;34(2): 256–61.

8. Investigators N-SS, Finfer S, Liu B, et al. Hypoglycemia and risk of death in critically ill patients. N Engl J Med 2012;367(12):1108–18.

9. Umpierrez GE, Pasquel FJ. Management of inpatient hyperglycemia and diabetes in older adults. Diabetes Care 2017;40(4):509–17.

10. Win TT, Davis HT, Laskey WK. Mortality among patients hospitalized with heart failure and diabetes mellitus: results from the national inpatient sample 2000 to 2010. Circ Heart Fail 2016;9(5):e003023.

11. American Diabetes A. Diagnosis and classification of diabetes mellitus. Diabetes Care 2009;32(Suppl 1):S62–7.

12. Diaz-Valencia PA, Bougneres P, Valleron AJ. Global epidemiology of type 1 diabetes in young adults and adults: a systematic review. BMC Public Health 2015; 15:255.
13. Centers for Disease Control and Prevention. National diabetes statistics report, 2017. Atlanta (GA): Centers for Disease Control and Prevention, U.S. Dept of Health and Human Services; 2017.
14. Desai R, Singh S, Syed MH, et al. Temporal trends in the prevalence of diabetes decompensation (diabetic ketoacidosis and hyperosmolar hyperglycemic state) among adult patients hospitalized with diabetes mellitus: a nationwide analysis stratified by age, gender, and race. Cureus 2019;11(4):e4353.
15. American Diabetes Association. Economic costs of diabetes in the U.S. In 2017. Diabetes Care 2018;41(5):917–28.
16. Schmeltz LR, DeSantis AJ, Thiyagarajan V, et al. Reduction of surgical mortality and morbidity in diabetic patients undergoing cardiac surgery with a combined intravenous and subcutaneous insulin glucose management strategy. Diabetes Care 2007;30(4):823–8.
17. van den Berghe G, Wouters P, Weekers F, et al. Intensive insulin therapy in the critically ill patients. N Engl J Med 2001;345(19):1359–67.
18. Umpierrez GE, Isaacs SD, Bazargan N, et al. Hyperglycemia: an independent marker of in-hospital mortality in patients with undiagnosed diabetes. J Clin Endocrinol Metab 2002;87(3):978–82.
19. Cook CB, Kongable GL, Potter DJ, et al. Inpatient glucose control: a glycemic survey of 126 U.S. hospitals. J Hosp Med 2009;4(9):E7–14.
20. Schneider AL, Kalyani RR, Golden S, et al. Diabetes and prediabetes and risk of hospitalization: the Atherosclerosis Risk in Communities (ARIC) study. Diabetes Care 2016;39(5):772–9.
21. Chia CW, Egan JM, Ferrucci L. Age-related changes in glucose metabolism, hyperglycemia, and cardiovascular risk. Circ Res 2018;123(7):886–904.
22. Lee PG, Halter JB. The pathophysiology of hyperglycemia in older adults: clinical considerations. Diabetes Care 2017;40(4):444–52.
23. Fink RI, Kolterman OG, Griffin J, et al. Mechanisms of insulin resistance in aging. J Clin Invest 1983;71(6):1523–35.
24. Defronzo RA. Glucose intolerance and aging: evidence for tissue insensitivity to insulin. Diabetes 1979;28(12):1095–101.
25. DeFronzo RA. Glucose intolerance and aging. Diabetes Care 1981;4(4): 493–501.
26. Chen M, Bergman RN, Pacini G, et al. Pathogenesis of age-related glucose intolerance in man: insulin resistance and decreased beta-cell function. J Clin Endocrinol Metab 1985;60(1):13–20.
27. Szoke E, Shrayyef MZ, Messing S, et al. Effect of aging on glucose homeostasis: accelerated deterioration of beta-cell function in individuals with impaired glucose tolerance. Diabetes Care 2008;31(3):539–43.
28. Basu R, Breda E, Oberg AL, et al. Mechanisms of the age-associated deterioration in glucose tolerance: contribution of alterations in insulin secretion, action, and clearance. Diabetes 2003;52(7):1738–48.
29. Huang ES, Laiteerapong N, Liu JY, et al. Rates of complications and mortality in older patients with diabetes mellitus: the diabetes and aging study. JAMA Intern Med 2014;174(2):251–8.

30. Kirkman MS, Briscoe VJ, Clark N, et al. Diabetes in older adults: a consensus report. J Am Geriatr Soc 2012;60(12):2342-56.
31. Sinclair AJ, Abdelhafiz A, Dunning T, et al. An international position statement on the management of frailty in diabetes mellitus: summary of recommendations 2017. J Frailty Aging 2018;7(1):10-20.
32. Inouye SK, Studenski S, Tinetti ME, et al. Geriatric syndromes: clinical, research, and policy implications of a core geriatric concept. J Am Geriatr Soc 2007;55(5): 780-91.
33. Araki A, Ito H. Diabetes mellitus and geriatric syndromes. Geriatr Gerontol Int 2009;9(2):105-14.
34. Jover N, Traissac T, Pinganaud G, et al. Varying insulin use in older hospitalized patients with diabetes. J Nutr Health Aging 2009;13(5):456-9.
35. Parker SG, McCue P, Phelps K, et al. What is Comprehensive Geriatric Assessment (CGA)? An umbrella review. Age and ageing 2018;47(1):149-55.
36. Medicare Learning Network Booklet. Annual wellness visit. In: Services USCf-MaM, U.S. Department of Health and Human Services (HHS). Baltimore (MD): American Medical Association; 2018:1-16. Available at: https://www.cms.gov/Outreach-and-Education/Medicare-Learning-Network-MLN/MLNProducts/MLN-Publications-Items/CMS1246474. Accessed May 9, 2020.
37. LeRoith D, Biessels GJ, Braithwaite SS, et al. Treatment of diabetes in older adults: an Endocrine Society* clinical practice guideline. J Clin Endocrinol Metab 2019;104(5):1520-74.
38. Bourdel-Marchasson I, Sinclair A. Elderly patients with type 2 diabetes mellitus-the need for high-quality, inpatient diabetes care. Hosp Pract (1995) 2013; 41(4):51-6.
39. Pilotto A, Cella A, Pilotto A, et al. Three decades of comprehensive geriatric assessment: evidence coming from different healthcare settings and specific clinical conditions. J Am Med Dir Assoc 2017;18(2):192.e13-20.
40. Ellis G, Gardner M, Tsiachristas A, et al. Comprehensive geriatric assessment for older adults admitted to hospital. Cochrane Database Syst Rev 2017;(9):CD006211.
41. Older adults: standards of medical care in diabetes-2019. Diabetes Care 2019; 42(Suppl 1):S139-47.
42. Moreno G, Mangione CM, Kimbro L, et al. Guidelines abstracted from the American Geriatrics Society Guidelines for improving the care of older adults with diabetes mellitus: 2013 update. J Am Geriatr Soc 2013;61(11):2020-6.
43. Van Craen K, Braes T, Wellens N, et al. The effectiveness of inpatient geriatric evaluation and management units: a systematic review and meta-analysis. J Am Geriatr Soc 2010;58(1):83-92.
44. Halter J, Ouslander JG, Studenski S, et al. Hazzard's geriatric medicine and gerontology. 7th edition. New York: McGraw-Hill; 2017.
45. Aliberti MJR, Apolinario D, Suemoto CK, et al. Targeted geriatric assessment for fast-paced healthcare settings: development, validity, and reliability. J Am Geriatr Soc 2018;66(4):748-54.
46. Aliberti MJR, Covinsky KE, Apolinario D, et al. A 10-min targeted geriatric assessment predicts mortality in fast-paced acute care settings: a prospective cohort study. J Nutr Health Aging 2019;23(3):286-90.

47. Hopkins R, Shaver K, Weinstock RS. Management of adults with diabetes and cognitive problems. Diabetes Spectr 2016;29(4):224-37.

48. Borson S, Scanlan JM, Chen P, et al. The Mini-Cog as a screen for dementia: validation in a population-based sample. J Am Geriatr Soc 2003;51(10):1451-4.

49. Pasquier F. Diabetes and cognitive impairment: how to evaluate the cognitive status? Diabetes Metab 2010;36(Suppl 3):S100-5.

50. Woods NF, LaCroix AZ, Gray SL, et al. Frailty: emergence and consequences in women aged 65 and older in the Women's Health Initiative Observational Study. J Am Geriatr Soc 2005;53(8):1321-30.

51. Cawthon PM, Marshall LM, Michael Y, et al. Frailty in older men: prevalence, progression, and relationship with mortality. J Am Geriatr Soc 2007;55(8):1216-23.

52. Aguayo GA, Donneau AF, Vaillant MT, et al. Agreement between 35 published frailty scores in the general population. Am J Epidemiol 2017;186(4):420-34.

53. Apostolo J, Cooke R, Bobrowicz-Campos E, et al. Predicting risk and outcomes for frail older adults: an umbrella review of frailty screening tools. JBI Database Syst Rev Implement Rep 2017;15(4):1154-208.

54. Evans SJ, Sayers M, Mitnitski A, et al. The risk of adverse outcomes in hospitalized older patients in relation to a frailty index based on a comprehensive geriatric assessment. Age and ageing 2014;43(1):127-32.

55. MacKenzie HT, Tugwell B, Rockwood K, et al. Frailty and diabetes in older hospitalized adults: the case for routine frailty assessment. Can J Diabetes 2020; 44(3):241-5.e1.

56. Fox MT, Persaud M, Maimets I, et al. Effectiveness of acute geriatric unit care using acute care for elders components: a systematic review and meta-analysis. J Am Geriatr Soc 2012;60(12):2237-45.

57. Bansal V, Mottalib A, Pawar TK, et al. Inpatient diabetes management by specialized diabetes team versus primary service team in non-critical care units: impact on 30-day readmission rate and hospital cost. BMJ Open Diabetes Res Care 2018;6(1):e000460.

58. Mandel SR, Langan S, Mathioudakis NN, et al. Retrospective study of inpatient diabetes management service, length of stay and 30-day readmission rate of patients with diabetes at a community hospital. J Community Hosp Intern Med Perspect 2019;9(2):64-73.

59. Healy SJ, Black D, Harris C, et al. Inpatient diabetes education is associated with less frequent hospital readmission among patients with poor glycemic control. Diabetes Care 2013;36(10):2960-7.

60. Wexler DJ, Beauharnais CC, Regan S, et al. Impact of inpatient diabetes management, education, and improved discharge transition on glycemic control 12 months after discharge. Diabetes Res Clin Pract 2012;98(2):249-56.

61. Falciglia M, Freyberg RW, Almenoff PL, et al. Hyperglycemia-related mortality in critically ill patients varies with admission diagnosis. Crit Care Med 2009;37(12): 3001-9.

62. Siegelaar SE, Hermanides J, Oudemans-van Straaten HM, et al. Mean glucose during ICU admission is related to mortality by a U-shaped curve in surgical and medical patients: a retrospective cohort study. Crit Care 2010;14(6):R224.

63. Umpierrez GE, Hor T, Smiley D, et al. Comparison of inpatient insulin regimens with detemir plus aspart versus neutral protamine hagedorn plus regular in

medical patients with type 2 diabetes. J Clin Endocrinol Metab 2009;94(2): 564-9.

64. Umpierrez GE, Smiley D, Zisman A, et al. Randomized study of basal-bolus insulin therapy in the inpatient management of patients with type 2 diabetes (RABBIT 2 trial). Diabetes Care 2007;30(9):2181-6.

65. Umpierrez GE, Smiley D, Hermayer K, et al. Randomized study comparing a basal-bolus with a basal plus correction insulin regimen for the hospital management of medical and surgical patients with type 2 diabetes: basal plus trial. Diabetes Care 2013;36(8):2169-74.

66. American Diabetes A. 15. Diabetes care in the hospital: standards of medical care in diabetes-2019. Diabetes Care 2019;42(Suppl 1):S173-81.

67. Lazar HL, McDonnell M, Chipkin SR, et al. The Society of Thoracic Surgeons practice guideline series: blood glucose management during adult cardiac surgery. Ann Thorac Surg 2009;87(2):663-9.

68. Lazar HL, McDonnell MM, Chipkin S, et al. Effects of aggressive versus moderate glycemic control on clinical outcomes in diabetic coronary artery bypass graft patients. Ann Surg 2011;254(3):458-63 [discussion: 463-4].

69. Umpierrez G, Cardona S, Pasquel F, et al. Randomized controlled trial of intensive versus conservative glucose control in patients undergoing coronary artery bypass graft surgery: GLUCO-CABG trial. Diabetes Care 2015;38(9):1665-72.

70. Pasquel FJ, Gomez-Huelgas R, Anzola I, et al. Predictive value of admission hemoglobin A1c on inpatient glycemic control and response to insulin therapy in medicine and surgery patients with type 2 diabetes. Diabetes Care 2015;38(12): e202-3.

71. Umpierrez GE, Hellman R, Korytkowski MT, et al. Management of hyperglycemia in hospitalized patients in non-critical care setting: an endocrine society clinical practice guideline. J Clin Endocrinol Metab 2012;97(1):16-38.

72. Boucai L, Southern WN, Zonszein J. Hypoglycemia-associated mortality is not drug-associated but linked to comorbidities. Am J Med 2011;124(11):1028-35.

73. Vriesendorp TM, van Santen S, DeVries JH, et al. Predisposing factors for hypoglycemia in the intensive care unit. Crit Care Med 2006;34(1):96-101.

74. Farrokhi F, Klindukhova O, Chandra P, et al. Risk factors for inpatient hypoglycemia during subcutaneous insulin therapy in non-critically ill patients with type 2 diabetes. J Diabetes Sci Technol 2012;6(5):1022-9.

75. Kagansky N, Levy S, Rimon E, et al. Hypoglycemia as a predictor of mortality in hospitalized elderly patients. Arch Intern Med 2003;163(15):1825-9.

76. Stagnaro-Green A, Barton MK, Linekin PL, et al. Mortality in hospitalized patients with hypoglycemia and severe hyperglycemia. Mt Sinai J Med 1995;62(6): 422-6.

77. Shilo S, Berezovsky S, Friedlander Y, et al. Hypoglycemia in hospitalized nondiabetic older patients. J Am Geriatr Soc 1998;46(8):978-82.

78. Shorr RI, Ray WA, Daugherty JR, et al. Incidence and risk factors for serious hypoglycemia in older persons using insulin or sulfonylureas. Arch Intern Med 1997;157(15):1681-6.

79. Garg R, Hurwitz S, Turchin A, et al. Hypoglycemia, with or without insulin therapy, is associated with increased mortality among hospitalized patients. Diabetes Care 2013;36(5):1107-10.

80. Kosiborod M, Inzucchi SE, Goyal A, et al. Relationship between spontaneous and iatrogenic hypoglycemia and mortality in patients hospitalized with acute myocardial infarction. JAMA 2009;301(15):1556–64.

81. Wexler DJ, Meigs JB, Cagliero E, et al. Prevalence of hyper- and hypoglycemia among inpatients with diabetes: a national survey of 44 U.S. hospitals. Diabetes Care 2007;30(2):367–9.

82. Newton CA, Adeel A, Sadeghi-Yarandi S, et al. Prevalence, quality of care and complications in long-term care residents with diabetes: a multicenter observational study. J Am Med Dir Assoc 2013;14(11):842–6.

83. Bueno E, Benitez A, Rufinelli JV, et al. Basal-bolus regimen with insulin analogues versus human insulin in medical patients with type 2 diabetes: a randomized controlled trial in Latin America. Endocr Pract 2015;21(7):807–13.

84. Wilson M, Weinreb J, Hoo GW. Intensive insulin therapy in critical care: a review of 12 protocols. Diabetes Care 2007;30(4):1005–11.

85. Jacobi J, Bircher N, Krinsley J, et al. Guidelines for the use of an insulin infusion for the management of hyperglycemia in critically ill patients. Crit Care Med 2012;40(12):3251–76.

86. Bellido V, Suarez L, Rodriguez MG, et al. Comparison of basal-bolus and premixed insulin regimens in hospitalized patients with type 2 diabetes. Diabetes Care 2015;38(12):2211–6.

87. Franchin A, Maran A, Bruttomesso D, et al. The GesTIO protocol experience: safety of a standardized order set for subcutaneous insulin regimen in elderly hospitalized patients. Aging Clin Exp Res 2017;29(6):1087–93.

88. Pasquel FJ, Fayfman M, Umpierrez GE. Debate on insulin vs non-insulin use in the hospital setting-is it time to revise the guidelines for the management of inpatient diabetes? Curr Diab Rep 2019;19(9):65.

89. Pasquel FJ, Powell W, Peng L, et al. A randomized controlled trial comparing treatment with oral agents and basal insulin in elderly patients with type 2 diabetes in long-term care facilities. BMJ open Diabetes Res Care 2015;3(1):e000104.

90. Umpierrez GE, Korytkowski M. Is incretin-based therapy ready for the care of hospitalized patients with type 2 diabetes? Insulin therapy has proven itself and is considered the mainstay of treatment. Diabetes Care 2013;36(7):2112–7.

91. Umpierrez GE, Cardona S, Chachkhiani D, et al. A randomized controlled study comparing a DPP4 inhibitor (Linagliptin) and basal insulin (Glargine) in patients with type 2 diabetes in long-term care and skilled nursing facilities: linagliptin-LTC trial. J Am Med Dir Assoc 2018;19(5):399–404.e3.

92. Schwartz SS, DeFronzo RA, Umpierrez GE. Practical implementation of incretin-based therapy in hospitalized patients with type 2 diabetes. Postgrad Med 2015;127(2):251–7.

93. Jespersen MJ, Knop FK, Christensen M. GLP-1 agonists for type 2 diabetes: pharmacokinetic and toxicological considerations. Expert Opin Drug Metab Toxicol 2013;9(1):17–29.

94. Marso SP, Bain SC, Consoli A, et al. Semaglutide and cardiovascular outcomes in patients with type 2 diabetes. N Engl J Med 2016;375(19):1834–44.

95. Marso SP, Daniels GH, Brown-Frandsen K, et al. Liraglutide and cardiovascular outcomes in type 2 diabetes. N Engl J Med 2016;375(4):311–22.

96. Holman RR, Bethel MA, Mentz RJ, et al. Effects of once-weekly exenatide on cardiovascular outcomes in type 2 diabetes. N Engl J Med 2017;377(13): 1228–39.
97. Hernandez AF, Green JB, Janmohamed S, et al. Albiglutide and cardiovascular outcomes in patients with type 2 diabetes and cardiovascular disease (Harmony Outcomes): a double-blind, randomised placebo-controlled trial. Lancet 2018; 392(10157):1519–29.
98. Pasquel FJ, Gianchandani R, Rubin DJ, et al. Efficacy of sitagliptin for the hospital management of general medicine and surgery patients with type 2 diabetes (Sita-Hospital): a multicentre, prospective, open-label, non-inferiority randomised trial. Lancet Diabetes Endocrinol 2017;5(2):125–33.
99. Umpierrez GE, Gianchandani R, Smiley D, et al. Safety and efficacy of sitagliptin therapy for the inpatient management of general medicine and surgery patients with type 2 diabetes: a pilot, randomized, controlled study. Diabetes Care 2013; 36(11):3430–5.
100. Vellanki P, Rasouli N, Baldwin D, et al. Glycaemic efficacy and safety of linagliptin compared to basal-bolus insulin regimen in patients with type 2 diabetes undergoing non-cardiac surgery: a multicenter randomized clinical trial. Diabetes Obes Metab 2019;21(4):837–43.
101. Garg R, Schuman B, Hurwitz S, et al. Safety and efficacy of saxagliptin for glycemic control in non-critically ill hospitalized patients. BMJ open Diabetes Res Care 2017;5(1):e000394.
102. Perez-Belmonte LM, Gomez-Doblas JJ, Millan-Gomez M, et al. Use of linagliptin for the management of medicine department inpatients with type 2 diabetes in real-world clinical practice (Lina-Real-World Study). J Clin Med 2018;7(9) [pii: E271].
103. Nystrom T, Gutniak MK, Zhang Q, et al. Effects of glucagon-like peptide-1 on endothelial function in type 2 diabetes patients with stable coronary artery disease. Am J Physiol Endocrinol Metab 2004;287(6):E1209–15.
104. Lonborg J, Kelbaek H, Vejlstrup N, et al. Exenatide reduces final infarct size in patients with ST-segment-elevation myocardial infarction and short-duration of ischemia. Circ Cardiovasc Interv 2012;5(2):288–95.
105. Sokos GG, Nikolaidis LA, Mankad S, et al. Glucagon-like peptide-1 infusion improves left ventricular ejection fraction and functional status in patients with chronic heart failure. J Card Fail 2006;12(9):694–9.
106. Nathanson D, Ullman B, Lofstrom U, et al. Effects of intravenous exenatide in type 2 diabetic patients with congestive heart failure: a double-blind, randomised controlled clinical trial of efficacy and safety. Diabetologia 2012;55(4): 926–35.
107. Sokos GG, Bolukoglu H, German J, et al. Effect of glucagon-like peptide-1 (GLP-1) on glycemic control and left ventricular function in patients undergoing coronary artery bypass grafting. Am J Cardiol 2007;100(5):824–9.
108. Nikolaidis LA, Mankad S, Sokos GG, et al. Effects of glucagon-like peptide-1 in patients with acute myocardial infarction and left ventricular dysfunction after successful reperfusion. Circulation 2004;109(8):962–5.
109. Abuannadi M, Kosiborod M, Riggs L, et al. Management of hyperglycemia with the administration of intravenous exenatide to patients in the cardiac intensive care unit. Endocr Pract 2013;19(1):81–90.

110. Besch G, Perrotti A, Mauny F, et al. Clinical effectiveness of intravenous exenatide infusion in perioperative glycemic control after coronary artery bypass graft surgery: a phase II/III randomized trial. Anesthesiology 2017;127(5):775-87.

111. Polderman JAW, van Steen SCJ, Thiel B, et al. Peri-operative management of patients with type-2 diabetes mellitus undergoing non-cardiac surgery using liraglutide, glucose-insulin-potassium infusion or intravenous insulin bolus regimens: a randomised controlled trial. Anaesthesia 2018;73(3):332-9.

112. Kohl BA, Hammond MS, Cucchiara AJ, et al. Intravenous GLP-1 (7-36) amide for prevention of hyperglycemia during cardiac surgery: a randomized, double-blind, placebo-controlled study. J Cardiothorac Vasc Anesth 2014;28(3): 618-25.

113. Besch G, Perrotti A, Salomon du Mont L, et al. Impact of intravenous exenatide infusion for perioperative blood glucose control on myocardial ischemia-reperfusion injuries after coronary artery bypass graft surgery: sub study of the phase II/III ExSTRESS randomized trial. Cardiovasc Diabetol 2018; 17(1):140.

114. Hulst AH, Visscher MJ, Godfried MB, et al. Study protocol of the randomised placebo-controlled GLOBE trial: GLP-1 for bridging of hyperglycaemia during cardiac surgery. BMJ open 2018;8(6):e022189.

115. Hulst AH, Preckel B, Hollman MW, et al. Liraglutide for perioperative management of hyperglycaemia in cardiac surgery patients (GLOBE): a multicentre, prospective, superiority randomised trial. In. Vol Diabetes 2019 June; 68(Supplement 1). 79th Annual Meeting of the American Diabetes Association: American Diabetes Association; 2019.

116. Fayfman M, Galindo RJ, Rubin DJ, et al. A randomized controlled trial on the safety and efficacy of exenatide therapy for the inpatient management of general medicine and surgery patients with type 2 diabetes. Diabetes Care 2019; 42(3):450-6.

117. Fayfman M, Anzola I, Urrutia MA, et al. 1007-P: incretin therapy with DPP-4-I and GLP1-RA for the hospital management of elderly adults with type 2 diabetes. Diabetes 2019;68(Supplement 1):1007.

118. Hsia DS, Grove O, Cefalu WT. An update on sodium-glucose co-transporter-2 inhibitors for the treatment of diabetes mellitus. Curr Opin Endocrinol Diabetes Obes 2017;24(1):73-9.

119. Zinman B, Wanner C, Lachin JM, et al. Empagliflozin, cardiovascular outcomes, and mortality in type 2 diabetes. N Engl J Med 2015;373(22):2117-28.

120. Neal B, Perkovic V, Mahaffey KW, et al. Canagliflozin and cardiovascular and renal events in type 2 diabetes. N Engl J Med 2017;377(7):644-57.

121. Perkovic V, Jardine MJ, Neal B, et al. Canagliflozin and renal outcomes in type 2 diabetes and nephropathy. N Engl J Med 2019;380(24):2295-306.

122. Monteiro P, Bergenstal RM, Toural E, et al. Efficacy and safety of empagliflozin in older patients in the EMPA-REG OUTCOME(R) trial. Age and ageing 2019;48(6): 859-66.

123. Singh LG, Levitt DL, Satyarengga M, et al. Continuous glucose monitoring in general wards for prevention of hypoglycemia: results from the glucose telemetry system pilot study. J Diabetes Sci Technol 2019. 1932296819889640. [epub ahead of print].

124. Bally L, Thabit H, Hartnell S, et al. Closed-loop insulin delivery for glycemic con-

trol in noncritical care. N Engl J Med 2018;379(6):547–56.

125. Blaum C, Cigolle CT, Boyd C, et al. Clinical complexity in middle-aged and older adults with diabetes: the Health and Retirement Study. Med Care 2010;48(4): 327–34.

126. Umpierrez GE, Reyes D, Smiley D, et al. Hospital discharge algorithm based on admission HbA1c for the management of patients with type 2 diabetes. Diabetes Care 2014;37(11):2934–9.

127. Munshi MN, Slyne C, Segal AR, et al. Simplification of insulin regimen in older adults and risk of hypoglycemia. JAMA Intern Med 2016;176(7):1023–5.

128. Shankar RR, Xu L, Golm GT, et al. A comparison of glycaemic effects of sitagliptin and sulfonylureas in elderly patients with type 2 diabetes mellitus. Int J Clin Pract 2015;69(6):626–31.

129. Ledesma G, Umpierrez GE, Morley JE, et al. Efficacy and safety of linagliptin to improve glucose control in older people with type 2 diabetes on stable insulin therapy: a randomized trial. Diabetes Obes Metab 2019;21(11):2465–73.

130. Gianchandani RY, Pasquel FJ, Rubin DJ, et al. The efficacy and safety of co-administration of sitagliptin with metformin in patients with type 2 diabetes at hospital discharge. Endocr Pract 2018;24(6):556–64.

131. Diabetes care in the hospital: standards of medical care in diabetes-2018. Diabetes Care 2018;41(Suppl 1):S144–51.

132. Centers for Medicare and Medicaid Services. Medicare and Home Health Care. In: Services USDoHaH, U.S. Department of Health and Human Services. Baltimore (MD): 2017. Vol. 10969. 1–32. Available at: https://www.medicare.gov/ Pubs/pdf/10969-Medicare-and-Home-Health-Care.pdf. Accessed May 9, 2020.

133. Linekin PL. Home health care and diabetes assesment, care, and education, vol. 16. Diabetes Spectrum: a Publication of the American Diabetes Association; 2003. p. 217–22, 4.

134. International Diabetes Federation. IDF diabetes atlas. 9th edition 2019. Brussels (Belgium): Available at: http://www.diabetesatlas.org. Accessed May 9, 2020.

第 11 章　糖尿病护理的未来——人工智能和数字工具

Ram D. Sriram and S. Sethu K. Reddy

糖尿病已成为全球性的威胁,尤其是在新兴经济体中。美国大约有 2 400 万糖尿病患者。糖尿病蕴含着大量的生理学和社会学数据,而医疗保健系统对其的了解却只是表面的。人工智能可以解决糖尿病流行带来的许多问题,包括糖尿病对个人和社会健康的影响。本文提供了人工智能的简要概述,并讨论了案例研究,说明人工智能如何改善糖尿病护理。

关键词： 人工智能;糖尿病;自然语言处理;以知识为基础的专家系统;神经网络;P7 药物

要点

- 物联网和社交网络的共生,即所谓的万物互联,将对医疗保健服务产生重大影响。
- 计算机硬件的进步促进了多层神经网络的发展,从而显著改善了机器学习。
- 人工智能应用于糖尿病护理中出现的各种问题:临床诊断、解释、监测、制定治疗计划、设计药物。
- 人工智能可能将临床实践指南转化为可实施的决策支持系统。

引言

人工智能(artificial intelligence,AI)可以定义为用计算机完成通常需要人类智力才能完成的任务的一种手段[1]。糖尿病是一种慢性的、普遍的疾病,其数据丰富并有多种潜在的结局。因此,我们应该在糖尿病领域发展人工智能[2]。临床医生经常提出的一些问题包括:该患者对特定药物会有怎样的反应? 谁会发生糖尿病视网膜病变? 我们如何才能生成个性化的葡萄糖控制算法,以帮助开发一个安全的闭环系统? 哪些患者在今年秋天有患流感的风险? 在数以百万计的糖尿病前期患者中,谁最有可能发展成糖尿病,并从预防方案中获益?

目前,大多数人已经成为一个充满活力、不断变化的生态系统的一部分,在这个生态系统中,个人的社会、生物和其他变量都可以被感兴趣的人访问。虽然将制定第三方访问这些隐私数据的法规,但一旦个人允许分享自己的数据,人工智能将会给出更有可信度的建议。随着机器学习和深度学习的进步及自然语言处理的改进,人工智能会带来更及时、有效的建议。

未来医疗保健之旅将主要涉及三个方面的进步:①医疗保健技术的进步,②医疗保健服务的进步,③计算机科学和信息技术的进步。医疗保健技术的进步包括人类基因组计划、药物和营养品及医疗设备的突破[3]。在医疗保健实践中,我们将新开发的方法用于更好的疾病管理、基于证据的持续性保健及心身医学[4]。计算机科学和信息技术(Information Technology,IT)的创新有助于处理和理解大量的健康信息。这些创新发生在速度和存储容量、移动个人计算和通信设备、云计算、AI、网络和生物识别技术等领域。互联网已经跨越了多个网络领域,对我们生活的方方面面产生重大影响。下一代网络将整合具有强大感知与智能功能的多样化资源。这种网络将突破物理连接计算机的范畴,融合来自生物、认知、语义和社会网络的多模式信息。这一范式转变将涉及智能医疗设备(可植入、可注射、可穿戴)与智能手机或移动个人计算通信设备的共生网络。这些设备和网络将不断感知、监控和解读环境,有时被称为“物联网”。物联网和社会网络的共生——被称为“万物互联”——将对美国的医疗服务方式产生重大影响。

系统生物学研究所 Leroy Hood 率先提出的 P4 医学概念已扩展到 P7(个人通信——Sriram 和 Jain,2017)[5]。未来医疗保健的 P7 概念包含以下要素:

(1)个性化。个性化医疗要求为每位患者量身定制治疗方案。

(2)预测性。根据电子健康记录和基因组数据中的信息,确定个体对特定疾病的易感性。

(3)精确性。一旦收集到数据和信息,就可以使用决策分析工具精准确定疾病的原因,并推荐适当的治疗措施。

(4)预防性。与其在疾病侵袭的时候进行治疗,不如学习利用机器和决策分析工具来制定预防疾病发生的策略。

(5)普适性。应在任何时间、任何地点提供保健服务。

(6)参与性。患者应积极参与自身病情的诊断和治疗。

(7)保护性。应采取适当的安全措施,确保维护所有患者数据的机密性。

以上概念都将借鉴人工智能的进展,本文对此进行综述。

人工智能

自 20 世纪 50 年代诞生以来,人工智能一直深度关注人类解决问题的策略,并将这些策略整合或模拟到计算机程序中。人工智能的第一波浪潮起于20 世纪 80 年代,其主要以知识系统的兴起为主导。20 世纪初兴起的第二次浪潮包括计算机硬件支持的多层神经网络的进步,促进了某些类别机器学习的显著改进。现在,我们正在见证第三次浪潮,包括神经网络和知识结构的结合[6]。

图 11.1 展示了智能代理的一般架构。感知以视觉、言语、触觉、嗅觉、味觉的形式向智能代理输入信息。根据输入的信息,智能代理使用推理装置采取适当的行动,这可能涉及语言和 / 或操作。推理装置将使用知识和解决问题的技术来处理输入。在机器环境中,通常配置了自动化的自然语言和语音处理程序用于输入和输出。推理装置包含以适当方案呈现的知识、通用推理机制、机器学习技术[7]。

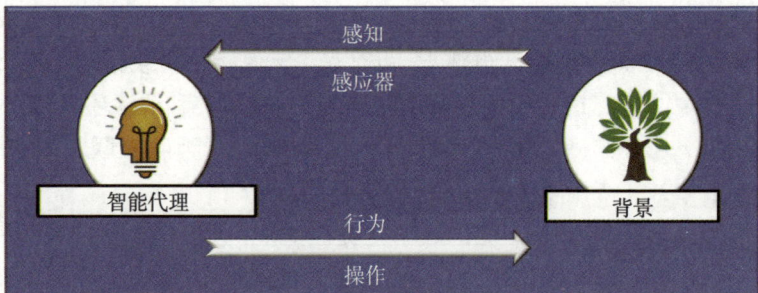

图 11.1　智能代理的架构

从数据到知识

人们普遍认为,数据是丰富的,但知识是匮乏的。数据是信号的原始形式,一般被转化为信息。数据一般以观察值、计算结果、事实数量的形式存在。对数据的解释、抽象或关联导致信息的产生。重要的是,知识是通过体验和学习这些信息并将其付诸行动而获得的。知识可以用几种方式表示,常见的方法有规则(如果 - 那么)、逻辑、对象和相关网络。例如,如果 HbA1c>6.5%,则认为该个体被诊断为糖尿病;再如,兆字节像素组成的眼底图像可以被抽象为特征(信息),利用这些特征,可以推断出一个人是否有糖尿病视网膜病变。

推理机制或问题解决技术

当数据或信息流入智能代理时,它通常被储存在一个被称为"背景"的地方,也被称为短期工作记忆。这些数据或信息由多种问题解决技术(也称为推理机制)来处理[8]。

基于知识的专家系统

基于知识的专家系统提供了一种便捷的方式来编码人类知识并执行推理。这些系统在 20 世纪 80 年代非常流行,并且开发了一些医学应用程序(如 MYCIN、INTERNIST)。后来的商业系统(如 ILLIAD)也被推向市场[9]。人们总是需要原因(例如,我为什么得了糖尿病? 我为什么得了肾病? 我为什么得了带状疱疹? 为什么电脑说这个细胞是癌症? 感染流感的可能性有多大?)。MYCIN 最初是作为传染病的诊断工具被开发的,并加入了一个模块来提供这种解释,既包括为什么提出某些问题,也包括为什么不采取某些决策路径。开发了一个与特定领域无关的 MYCIN 版本——称为 EMYCIN——并为多个领域开发基于知识的专家系统提供了框架(例如结构工程中的 SACON)[10]。EMYCIN 保留了原 MYCIN 框架中的解释模块。在 20 世纪 80 年代末和 90 年代初,还开发了一些与特定领域无关的其他工具。

机器学习

当计算机产生新的概念和知识结构时,我们称之为机器学习[11]。机器学习主要有 3 个组成部分:数据、特征、算法。一旦从数据中提取出来,算法就会应用这些特征学习新的概念或规则。根据对输出的控制量,机器学习可以分为有监督、无监督(或自我监督)、强化学习[12]。在监督学习中,系统被赋予大量的输入数据,其目标是根据输入预测输出[13]。在监督学习中,模型是从有外部代理标签的训练数据中构建或学习的,通常是人类在训练期间提供正确(或真实)的标签,并从中学习模型。例如,输入可以是大量的血糖监测数据、患者的活动和食物摄入数据,输出可以是对低血糖的预测。在无监督学习中,机器学习算法可以在没有任何外部输入的情况下获取数据并生成参数。例如,对相同的数据进行分析可能会得出新的关联或输出。机器学习可能会识别出对不同食物反应迥异的受试者集群。最后,在强化学习(也称为半监督学习)中,智能代理使用某些优化技术,通过奖励和失败来学习概念。例如,强化学习已被用于机器人技术中,使机器人通过与环境的试错互动发现最佳路径[14]。在过去的几十年里,根植于统计学或基于逻辑推理的机器学习算法已经被开发出来。最近,其中一种神经网络技术在医学人工智能应用中获得了相当大的吸引力,本文的其他部分将对此进行讨论。

神经网络

神经网络是由许多简单的处理器或神经元高度互连而成的网络,试图模拟大脑中的神经元连接。网络中的每个神经元只保存 1 个动态信息(其当前的激活水平),并且只能进行一些简单的计算(添加输入、计算新的激活水平或将输入与阈值进行比较),如图 11.2 所示。神经网络模型由输入、输出和 1 个或多个隐藏层组成[15]。模型输入和输出层的神经元数量是固定的,取决于给定的输入大小和预期的输出大小。例如,如果我们为检测糖尿病视网膜病变严重程度的眼睛视网膜图像建模,则输入层大小固定为图像大小(假设输入图像大小为 256 × 256=65536 像素),输出层大小固定为 5,假设我们为给定的输入图像预测糖尿病视网膜病变的 5 个阶段。相比之下,隐藏层的数量和每个隐藏层中使用的神经元数量并不固定。这些是根据给定的问题通过经验选择的结果。

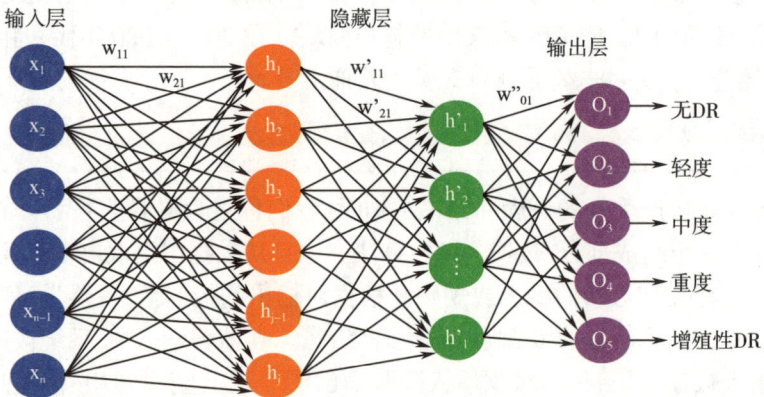

图 11.2   **神经网络示例**。DR,糖尿病视网膜病变。(由 Sarala Padi,PhD,Gaithersburg,Maryland 提供)

每个神经元都根据其与其他神经元的连接被赋予权重。从输入神经元到输出神经元的连接只是神经元权重的总和。然而,应用于求和的激活函数可以学习输入和输出之间的非线性关系。虽然神经网络模型用于解决复杂问题,但这些模型的计算成本很高。特别是对于图像处理应用程序,输入大小和复杂性随着图像大小的增加而增加。

为了解决这些问题,引入了卷积神经网络模型,其在视觉任务的计算中取得了巨大的成功（图 11.2），卷积神经网络模型由相互连接的卷积层和隐藏层组成[16]。卷积层从给定的输入图像中自动提取特征，而隐藏层则学习给定的输入和输出之间的非线性关系。卷积神经网络模型的主要优点是可以自动进行特征分析，卷积层共享参数。人工智能、机器学习、神经网络和基于知识的专家系统之间的关系如图 11.3 所示。

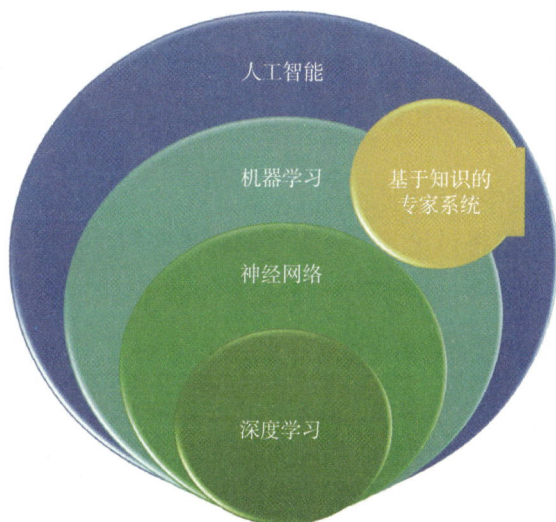

图 11.3　人工智能、机器学习和神经网络之间的关系。因为部分基于知识的专家系统包含机器学习，故其与基于知识的专家系统重叠

人工智能用于解决的问题

人工智能可以应用于糖尿病护理中出现的各种问题，如临床诊断、解释、监测、制订治疗计划、药物设计。

诊断

这些问题或疾病是根据可能存在误差的数据来确定的。诊断人员必须能够将症状与相应的疾病联系起来。这项任务可能涉及对不完整和不精确的数据、有缺陷的传感器等进行推理。诊断之后通常会确定治疗疾病的方案。

解释

对给定数据进行分析以确定其含义。这些数据通常不可靠、错误或无关。因此，该系统应该能够根据不完整的信息排除候选人。

监控信号

对信号进行连续解释，并在需要时设置警报。

控制

对信号或数据进行解释,并根据与预期反应的偏差对系统进行调节。

治疗规划

为实现某些目标制定行动方案。制定方案时,应确保不会花费过多的资源和 / 或违反约束条件。

药物设计

可以配置满足特定要求的药物。这类问题涉及满足来自不同来源的约束条件。大型设计问题通常是通过将问题划分为若干子任务来解决的。设计者必须能够正确处理这些子任务之间的相互作用。

人工智能在糖尿病中的应用领域

在本节中,我们将讨论几个人工智能技术应用于糖尿病治疗和管理的实例。

向闭环系统进化:连续血糖监测和胰岛素治疗

糖尿病管理的一个主要问题是利用连续血糖监测(CGM)数据来制定胰岛素治疗决策。市面上有多种 CGM 设备[17]。CGM 设备有 3 个主要组件:①传感器(微创或无创);②传输器,用于传输传感器读数;③接收器,接收传感器数据并具备能够分析数据的软件[18]。如今智能手机通过云传输或蓝牙可以充当接收器,智能手机上的软件可以解读传入的传感器数据和来自个人健康记录的其他数据(图 11.4 和图 11.5)。胰岛素监测器将接收来自基于机器学习技术算法的命令,调整泵输送的胰岛素量。例如,IBM Watson 与美敦力公司合作开发了一款基于人工智能的应用程序[19]。有些系统还可以拍摄图像或从网络获取数据,使用这些数据和各种知识库有助于帮助糖尿病患者选择适宜的食物种类从而更好地控制糖尿病[20]。

糖尿病患者必须经常根据当前血糖水平、既往血糖趋势、热量摄入、活动强度及其他变量来计算需注射的胰岛素剂量,这一场景可以通过人工智能完美实现。近期,基于案例的算法已被纳入胰岛素泵输注计算器中,其效果优于现有的计算器[21]。这类工具可以十分便捷地安装在智能手机平台上。

青少年糖尿病研究基金会于 2006 年启动了人工胰腺项目,主要目的为开发一种商业用途的闭环系统,将持续皮下胰岛素输注与 CGM 连接起来,从而模拟胰腺对葡萄糖变化的生理反应[22]。模糊逻辑可能有助于改进这些算法,使其在现实生活中更加实用[23]。自动化闭环胰岛素输送系统的早期概念验证研究表明,我们正逐渐接近实现人工胰腺的目标[24]。

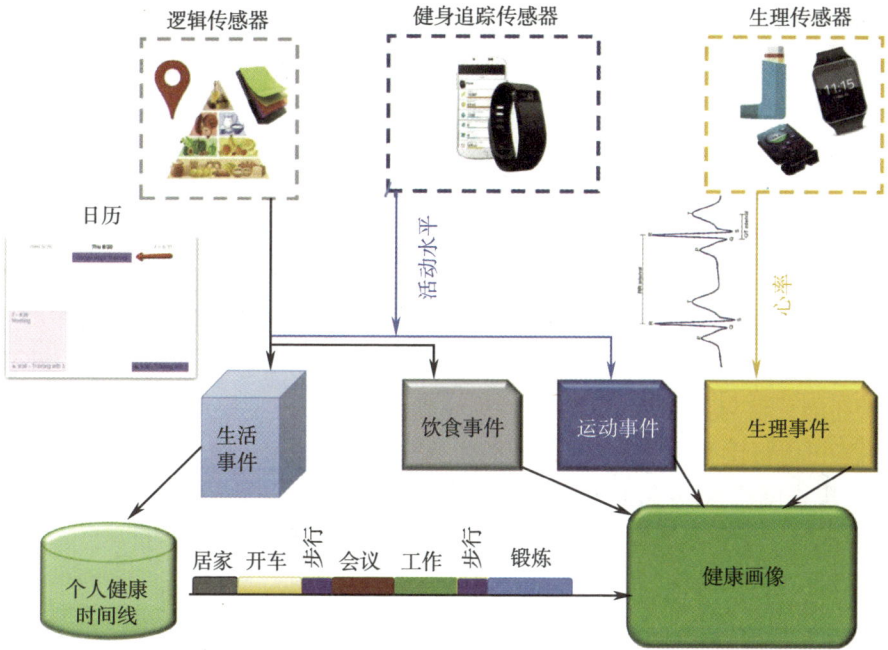

图 11.4 健康画像定义。(由 Dr.Ramesh Jain,PHD,Irvine,CA 提供)

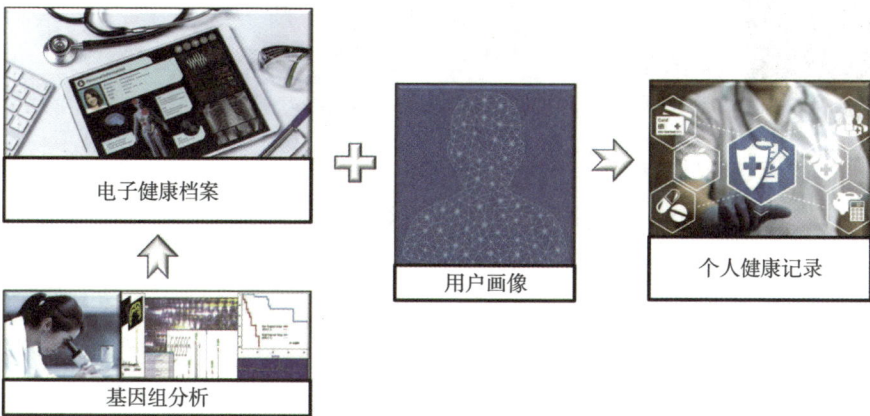

图 11.5 个人健康记录

分析可以提供糖尿病线索的图像(谷歌视网膜病变检测)

糖尿病患者可能并发眼部疾病,比如老年性黄斑变性、白内障、青光眼、糖尿病视网膜病变等。在这些眼部病变中,老年性黄斑变性在美国 50 岁以上人群中患病人数达 1 000 万,糖尿病视网膜病变是全球导致失明的主要原因,因此早期诊断和治疗是预防失明的关键。数以百万的糖尿病患者应该接受糖尿病视网膜病变早期筛查并进行必要的干预,然而获得眼科专业诊治的机会有限,因此,对用于糖尿病视网膜病变检测的自动化、高灵敏度系统就有了相当大的需求。自动化可以提供许多好处,如提高效率、有复验性的结果、覆盖全面、方便获取等,通过提供早期检测来改善患者的预后。

　　人工智能不仅可以用于诊断糖尿病视网膜病变,还可以判断视网膜病变的严重程度。人工智能的另一个作用是分析数据,回答不受监督的问题。传统的机器学习技术可以解读提取的特征,从而做出诊断并判断严重程度。基于神经网络层的深度学习技术可以自动提取特征,不仅可以用于视网膜病变的初步诊断,还能评估与其他参数的相关性。这种深度学习模型使用反馈机制来优化参数,可以将模型参数微调到期望的模型输出。例如用于检测糖尿病视网膜病变严重程度的深度学习模型体系结构[25](图 11.6)。初始层提取低层特征,递进至最后一层学习高层特征,从而用于糖尿病视网膜病变诊断分析。

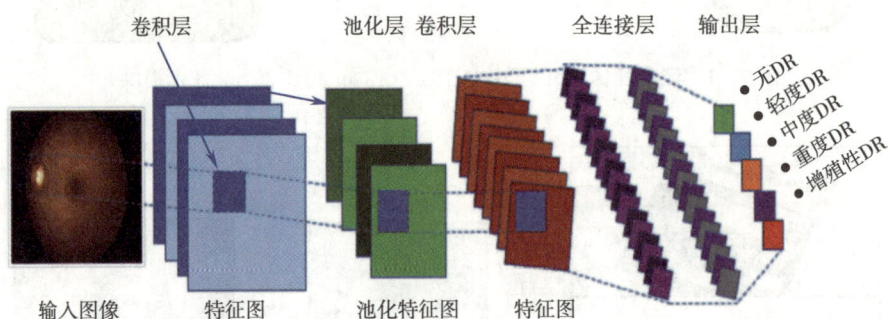

图 11.6　基于图像检测糖尿病视网膜病变的卷积神经网络模型。DR,糖尿病视网膜病变

　　目前在使用深度学习模型自动检测糖尿病视网膜病变严重程度方面已经进行了大量的研究[26]。深度学习模型在没有明确提取特征的情况下优于传统的机器学习模型,在视网膜眼底图像中识别糖尿病视网膜病变具有很高的敏感性和特异性。深度学习模型可以从给定的图像中自动诊断糖尿病视网膜病变,具有以下优点:无需手动像素级注释、具有一致性、高灵敏度、特异度、快速分析图像[27-29]。

　　尽管深度学习模型仅通过处理图像就能成功判断糖尿病视网膜病变的严重程度,但这些模型有一定的局限性。主要限制是需要大量真实的糖尿病视网膜病变数据[30]。非糖尿病视网膜病变数据明显更普遍,且二者均需要注释数据[28]。由于为训练深度学习模型而生成大量数据的成本是昂贵的,因此需要设计能够从有限数据中学习的深度学习模型[31]。一种可能性的探索是生成对抗网络模型,从给定的图像自动生成新样本。

使用自然语言处理扫描文本以获取糖尿病相关信息

在未来,语义驱动的医疗信息系统将为医学研究人员、医生及患者提供智能化的交互界面,这些界面将涉及医疗信息源和智能医疗设备的使用。这些智能界面将基于自动查询扩展及信息结构的构建和使用(如术语和文档聚类、分类及多个大型语料库),来支持信息搜索、导航和建模。针对不同利益相关者视角的语义连接将实现跨越专家 / 非专家之间的搜索、分析、发现、交流。这将需要支持对来自生物、认知、语义和社会网络的多模式信息的持续感知、监测和解读。这些连接的底层基础设施必须构建并保持最新,且关键问题是将这种基础设施嵌入到医学实践中。这一基础设施的技术需要多种用于神经语言编程的人工智能技术组合,包括美国国家科学技术研究所开发的一项技术,它是基于根和规则的分析方法[32]。美国国家科学技术研究所开发的系统结合了神经网络、基于短语的分析和其他神经语言编程工具,包括潜在语义索引。这些策略能够从庞大的医学文档中自动提取术语和分类,从而改进PubMed 等网站上的搜索引擎。这种方法使用衍生的分类结构提供自动查询扩展,例如图 11.7 所示。此外,美国国家科学技术研究所的技术还可以创建基于主题的文档集群。例如,包含与眼病和糖尿病相关术语的文档可以归档到一个文件夹中。

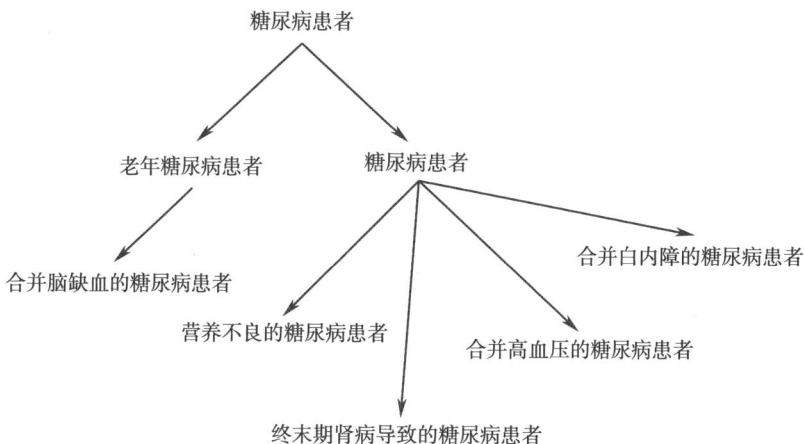

图 11.7　基于根和规则方法的糖尿病分类片段。(由 Eswaran Subrahmanian,PhD,Gaithersburg, Maryland 提供)

临床实践指南会根据最新的研究证据不断更新,但往往内容繁多且难以应用于临床实践。使用基于规则的方法,可以将指导方针转化为可实现的决策支持系统[33]。最近使用这种决策支持系统的经验表明,在妊娠期糖尿病的血糖管理中可以有效改善血糖自我监测[34]。

总结

第一批人工智能系统是基于知识的决策支持系统,使用独立的静态数据集。一旦这些系统能够连接到电子健康数据,人工智能就可以进行机器学习,但临床应用尚未成熟。通过依赖多层连接的人工神经网络深度学习已经有了潜在的临床应用价值。2019年5月,谷歌和纽约大学的团队报告称,肺癌诊断的深度学习模型可以提高其准确性[35]。虽然对于人工智能应用于临床医学和糖尿病诊疗中的期望很容易被夸大,但目前确实已经取得了逐步的进展,证明了人工智能的作用。

人工智能有助于人工胰腺(闭环系统)的发展,并有助于理解社会决定因素和生化标志物之间的相互作用。糖尿病还会影响视网膜、肾脏、血管和其他系统的数据,这些数据可以进行随访跟踪。将这些病理生理学数据与其他看似无关的数据叠加,无疑将带来对糖尿病预防和延缓并发症的新见解。这些项目的发展有助于向来自世界各地的患者提供专业的指导意见。非洲农村的一名糖尿病妇女将有可能通过使用个人智能手机图像来获得数千英里外的眼底检测数据。血糖控制算法可以根据血糖曲线、胰岛素药理、营养基因组学和锻炼强度为个体患者提供个性化的方案,而非千篇一律。

我们正处于医疗卫生改革的浪潮中,有能力收集、分析和利用丰富的临床数据来提供临床建议。人工智能将在改变医疗保健方面发挥重要作用,但还需要在其理论基础和逻辑方面取得更多的进展[36]。

免责声明

本章节介绍了某些商业系统,这些标识的系统并不意味着获得了NIST的推荐或认可;也不意味着所标识的产品一定是可用于该目的的最佳产品。此外,本章节中表达的任何观点、调查结果、结论或建议都是作者的观点,不代表NIST、其他支持美国的政府或企业组织。作者感谢以下人员为本文提供指导意见:Eswaran Subrahmanian、Sarala Padi、T.N.Bhat、Ramesh Jain、Kristina Rigopoulos、Elham Tabassi和NIST内部审查委员会。

参考文献

1. Boden M. Educational implications of artificial intelligence. In: Maxwell W, editor. Thinking: the expanding frontier. Proceedings of the International Conference on Thinking, University of the South Pacific, January, 1982. Philadelphia: The Franklin Institute Press, 1983. P. 227–31.

2. Rigla M, García-Sáez G, Pons B, et al. Artificial intelligence methodologies and their application to diabetes. J Diabetes Sci Technol 2018;12(2):303–10.

3. Hollis KF, Soualmia LF, Séroussi B. Artificial intelligence in health informatics: hype or reality? Yearb Med Inform 2019;28(01):003–4.

4. Topol EJ. High-performance medicine: the convergence of human and artificial intelligence. Nat Med 2019;25(1):44–56.

5. Hood L, Flores M. A personal view on systems medicine and the emergence of proactive P4 medicine: predictive, preventive, personalized and participatory. N Biotechnol 2012;29:613–24.

6. Sriram RD. Intelligent systems for engineering - a knowledge-based approach. London: Springer Verlag; 1997. p. 1–804.

7. Russell SJ, Norvig P. Artificial intelligence: a modern approach. Third Edition. Upper Saddle River (NJ): Pearson Education Limited; 2010.

8. Sriram RD. Chapter knowledge representation. Intelligent systems for engineering. London: Springer; 1997. p. 103–58.

9. Warner H, Sorenson D, Bouhaddou O. Knowledge engineering in health informatics. New York: Springer Verlag; 1997.

10. Buchanan B, Shortliffe E. Rule-based expert systems. Reading (MA): Addison Wesley; 1984. Available at: http://www.shortliffe.net/.

11. Mitchell TM. Machine learning, vol. 45. Burr Ridge (IL): McGraw Hill; 1997. p. 870–7, 37.

12. Murphy K. Machine learning: a probabilistic perspective. Cambridge (MA): MIT Press; 2012.

13. Zubarev V. Machine learning for everyone. Available at: https://vas3k.com/blog/machine_learning/?fbclid=IwAR0f5ceCQC6v6TXg21rNdU9cvAKxNXmRtuGIqtBpIAHwsSUrFtnJpJD9nW8. Accessed January 1, 2020.

14. Kober J, Peters J. Learning motor skills: from algorithms to robot experiments. Heidelberg, Germany: Springer; 2013. Chapter 4.

15. Bishop CM. Neural networks for pattern recognition. Oxford, UK: Oxford University Press; 1995.

16. Goodfellow I, Bengio Y, Courville A. Deep learning. Cambridge (MA): MIT Press; 2016.

17. Vashist SK. Continuous glucose monitoring systems: a review. Diagnostics 2013; 3:385–412.

18. Gonzales WV, Mobashsher A, Abbosh A. The progress of glucose monitoring—a review of invasive to minimally and non-invasive techniques, devices, and sensors. Sensors 2019;19(4) [pii:E800].

19. Agrawal P, Zhong A, Phukan A, et al. Sugar. IQ insights: an innovative personalized machine-learning model for diabetes management 77th Scientific Sessions. San Diego (CA): American Diabetes Association; 2017. June 9 - 13.

20. Min W, Jiang S, Liu L, et al. A Survey on Food Computing, ACM Computing Surveys, Vol. 52, No. 5, 2019.
21. Reddy M, Pesl P, Xenou M, et al. Clinical safety and feasibility of the advanced bolus calculator for type 1 diabetes based on case-based reasoning: a 6-week nonrandomized single-arm pilot study. Diabetes Technol Ther 2016;18(8): 487-93.
22. Steil GM, Rebrin K, Darwin C, et al. Feasibility of automating insulin delivery for the treatment of type 1 diabetes. Diabetes 2006;55(12):3344-50.
23. Mauseth R, Hirsch IB, Bollyky J, et al. Use of a "fuzzy logic" controller in a closed-loop artificial pancreas. Diabetes Technol Ther 2013;15(8):628-33.
24. Weisman A, Bai JW, Cardinez M, et al. Effect of artificial pancreas systems on glycaemic control in patients with type 1 diabetes: a systematic review and meta-analysis of outpatient randomised controlled trials. Lancet Diabetes Endocrinol 2017;5(7):501-12.
25. Roychowdhury S, Koozekanani DD, Parhi KK. DREAM: diabetic retinopathy analysis using machine learning. IEEE J Biomed Health Inform 2014;18(5):1717-28.
26. Gulshan V, Peng L, Coram M, et al. Development and validation of a deep learning algorithm for detection of diabetic retinopathy in retinal fundus photographs. Jama 2016;316(22):2402-10.
27. Gargeya R, Theodore L. Automated identification of diabetic retinopathy using deep learning. Ophthalmology 2017;124(7):962-9.
28. Lam C, Yi D, Guo M, et al. Automated detection of diabetic retinopathy using deep learning. AMIA Jt Summits Transl Sci Proc 2018;2017:147-55.
29. Zeng X, Chen H, Luo Y, Ye W. Automated detection of diabetic retinopathy using a binocular siamese-like convolutional network. IEEE Access 2019;7:30744-53.
30. Zeng X, Chen H, Luo Y, Ye W. Automated detection of diabetic retinopathy using a binocular siamese-like convolutional network. 2019 IEEE International Symposium on Circuits and Systems (ISCAS), Sapporo Japan, May 26-29, 2019. p. 908-12.
31. Szegedy C, Vanhoucke V, Ioffe S, et al. Rethinking the inception architecture for computer vision. Proceedings of the IEEE conference on computer vision and pattern recognition, Las Vegas (NV), June 26-July 1, 2016. p. 2818-26.
32. Bhat TN, Collard J, Subrahmanian E, et al. Generating domain terminologies using Root- and rule-based terms. Washington Academy of Sciences Journal 2018. Winter:31-78.
33. Peleg M. Computer-interpretable clinical guidelines: a methodological review. J Biomed Inform 2013;46(4):744-63.
34. Rigla M, Martínez-Sarriegui I, García-Sáez G, et al. Gestational diabetes management using smart mobile telemedicine. J Diabetes Sci Technol 2018;12(2):260-4.
35. Grady D. A.I. Took a test to detect lung cancer. it got an A. - the New York Times. New York: New York Times; 2019. Available at: https://www.nytimes.com/2019/05/20/health/cancer-artificial-intelligence-ct-scans.html. Accessed: May 26, 2019.
36. Marcus G, Davis E. Rebooting AI: building artificial intelligence we can trust. New York: Pantheon; 2019.

第 12 章　非酒精性脂肪性肝病对老年糖尿病患者的影响

Alessandro Mantovani, Giovanni Targher and Giacomo Zoppini

非酒精性脂肪性肝病在老年 2 型糖尿病患者中很常见。与其他患者相比,老年 2 型糖尿病患者患有非酒精性脂肪性肝病与肝脏(如非酒精性脂肪性肝炎、肝硬化、肝细胞肝癌)和肝外(如心血管疾病、肌少症和痴呆)并发症风险增加相关。因此,对非酒精性脂肪性肝病的正确识别和处理在老年 2 型糖尿病患者中具有重要临床意义。在这方面,临床医生应该考虑老年患者的特殊特征,如衰弱、多病共存、多重用药。

关键词：非酒精性脂肪性肝病;NAFLD;非酒精性脂肪性肝炎;NASH;老年人;2 型糖尿病;糖尿病

要点
- 非酒精性脂肪性肝病在老年 2 型糖尿病患者中很常见。
- 非酒精性脂肪性肝病与肝脏和肝外并发症的风险增加相关。
- 非酒精性脂肪性肝病的正确诊断和处理对老年糖尿病患者具有临床意义。
- 应考虑老年患者的特殊特征(衰弱、多病共存、多重用药)。

引言

非酒精性脂肪性肝病(nonalcoholic fatty liver disease,NAFLD)被认为是代谢综合征的肝脏表现,包括一系列进行性病理变化,由单纯性脂肪变性至脂肪性肝炎(nonalcoholic steatohepatitis,NASH)、晚期纤维化、肝硬化,最终发展为肝细胞癌(hepatocellular cancer,HCC)[1-4]。NAFLD 是目前世界上最常见的慢性肝病,影响全球约 25% 的成年人和近 70% 的 2 型糖尿病(T2DM)患者[1-6]。重要的是,T2DM 患者发展为晚期 NAFLD 的风险更高,NASH 或晚期纤维化患者的肝脏和非肝脏相关死亡率最高[5-9]。及早发现高危患者对于减轻与该疾病相关的负担至关重要。

NAFLD 更多见于男性,通常累及中老年人群,可能是因为导致其发生与进展的主要危险因素（如超重／肥胖、T2DM、血脂异常、久坐的生活方式）往往随着年龄的增长而增加[1-4,10]。与老年人相关的 NAFLD 患病率较高可能具有进一步的临床意义[10]。首先，在老年人中，NAFLD 将增加 NASH、肝硬化和HCC 的相关风险[10]。其次，与没有肝脏受累的患者相比，老年 NAFLD 患者发生特定老年疾病的风险增加，如肌少症、衰弱、痴呆[10]。因此，正确诊断和处理老年患者的 NAFLD 已成为临床老年病科和老年肝脏科医师的一项主要任务。

在下文中，作者将讨论 NAFLD 在患有和未患有 T2DM 的老年患者中的流行病学特征，以及在这些患者中，与 NAFLD 相关的肝脏和肝外并发症。最后，简要讨论老年 NAFLD 患者的治疗原则。

非酒精性脂肪性肝病的流行病学：年龄和 2 型糖尿病的影响

NAFLD 的患病率在过去 20 年有所上升，预计在未来十年将呈指数级增长[1-4,11]。目前，NAFLD 的诊断基于以下标准：①影像学或组织学上的肝脂肪变性，②无过量饮酒（通常采用的阈值为女性 20g/d，男性 30g/d），③无肝脂肪变性的其他原因。除了肝活检的"金标准"诊断外，目前还有几种非侵入性技术可用于临床实践诊断 NAFLD。在临床和研究中，肝脏超声、计算机断层扫描（CT）、磁共振被广泛认为是检测肝脏脂肪含量的可靠方法[12-13]。

如表 12.1 所示，一些观察性研究和荟萃分析调查了 65 岁及以上人群的NAFLD 患病率（通过影像学或组织学诊断）[4,6,14-22]。如上所述，随着年龄增长，NAFLD 患病率及其晚期病变风险增加，这种趋势似乎在 30~65 岁的年龄范围内是可靠的[23]。事实上，在 65 岁以上的年龄组中，NAFLD 患病率趋于稳定，并没有观察到实质性的差异[23]。此外，在一项使用 Markov 模型预测NAFLD 发展的研究中显示，男女患病率比例可能因年龄组别而有所不同，在30 岁以下的人群中，男女患病率比例最低，而在 40~49 岁的人群中，男女患病率比例最高[23]。

在美国一项针对 3 227 名个体的观察性研究中，Golabi 等[22]指出 60~74岁和 75 岁以上的 NAFLD（根据美国脂肪肝指数诊断）患病率分别为 40.3%和 39.2%，表明 NAFLD 在老年人群中很常见，但其患病率在特定老年亚组（即60~74 岁和 >75 岁）人群中没有显著差异。同样，在鹿特丹的研究中，NAFLD（根据超声诊断）患病率随年龄增长而降低，从 70 岁以下人群的约 36% 降至85 岁及以上人群的约 21%[19]。在这项研究中，符合代谢综合征标准的数量和NAFLD 患病率之间的相关性也随着年龄的增长而下降[19]。

表 12.1　调查 65 岁以上患者非酒精性脂肪性肝病（NAFLD）患病率的主要观察性研究

作者，参考文献	研究人群	NAFLD 诊断	主要结论
Kagansky 等[14] Liver Int 2004;24:588-594	前瞻性研究：以色列老年医院康复科 91 名八旬老年患者（平均年龄 85 岁）	肝脏超声	NAFLD 患病率为 46.2%
Park 等[15] J Gastroenterol Hepatol 2006;21:138-143	横断面研究：6 648 名韩国人	肝脏超声	NAFLD 患病率：20~29 岁女性为 2.1%，40~49 女性为 10.3%，且年龄超过 50 岁时患病率大幅增加。小于 50 岁的男性患病率（22.6%）高于女性（6.8%），而大于 50 岁的男性（23.6%）与女性（24.2%）患病率相近
Karnikowski 等[16] Sao Paulo Med J 2007;125:333-337	基于人群的研究：139 名年龄≥55 岁的巴西人（平均年龄 67 岁）	肝脏超声	NAFLD 患病率为 35.2%
Frith 等[17] Gerontology 2009;55:607-613	回顾性队列研究：英国 351 例经活检证实的 NAFLD 患者，分为老年组（≥60 岁）、中年组（50~60 岁）和年轻组（<50 岁）	肝活检	NAFLD 患病率在中年和老年人群中较高
Mantovani 等[18] J Endocrinol Invest 2012;35:215-218	横断面研究：意大利 116 例高血压合并 2 型糖尿病患者（平均年龄 68 岁）	肝脏超声	NAFLD 患病率为 70%
Koehler 等[19] J Hepatol 2012;57:1305-1311	基于人口的研究：2 811 名鹿特丹人（平均年龄 76 岁）	肝脏超声	NAFLD 患病率：<70 岁人群为 35.8%，≥85 岁人群为 21.1%

续表

作者，参考文献	研究人群	NAFLD 诊断	主要结论
Noureddin 等[20] Hepatology 2013;58:1644-1654	横断面研究： 来自 NAFLD 临床研究网络的 796 名美国人，其中 61 名为≥65 岁的老年人	肝活检	与非老年患者相比，老年患者的 NAFLD 患病率更高（56% vs 72%，P=0.02），晚期纤维化患病率更高（25% vs 44%，P=0.002）
Lazo 等[21] Am J Epidemiol 2013;178:38-45	横断面研究： 12 454 名美国成年人，来自 1988 年至 1994 年在美国进行的第三次全国健康与营养调查	肝脏超声	NAFLD 患病率： 男:30~40 岁为 16%,41~50 岁为 22%,51~60 岁为 29%, 60 岁以上为 28% 女:30~40 岁为 12%,41~50 岁为 16%,51~60 岁为 22%, 60 岁以上为 25%
Younossi 等[4] Hepatology 2016;64:73-84	荟萃分析： 86 项符合条件的研究，样本量共 8 515 431 例,伴或不伴 2 型糖尿病	影像学或肝活检	NAFLD 患病率： 50~59 岁为 27.4%（95% CI:19.6%~6.9%） 60~69 岁为 28.9%（95% CI:19.2%~40.9%） 70~79 岁为 33.9%（95% CI:32.1%~35.9%）
Golabi 等[22] BMC Gastroenterol 2019;19:56	横断面研究： 来自第三次全国健康与营养调查的 3 271 名美国人	美国脂肪肝指数	NAFLD 患病率： 60~74 岁为 40.3%（95% CI:37.2%~43.5%） 74 岁以上为 39.2%（95% CI:34.4%~44.0%）
Younossi 等[6] J Hepatol 2019;71:793-801	荟萃分析： 80 项共针对 49 419 例 2 型糖尿病患者的研究	影像学或肝活检	影像学诊断的 NAFLD 患病率： <50 岁为 56.4% 50~59 岁为 56.5% ≥60 岁为 62.8%

基于美国第三次全国健康与营养调查的数据,Lazo 等[21] 指出,男性 NAFLD(超声诊断) 患病率的高峰在 50~60 岁之间,30~40 岁男性患病率为 16%,41~50 岁为 22%,51~60 岁为 29%,60 岁以上为 28%。而在女性中,NAFLD 患病率随着年龄的增长而增加,特别是在绝经后,30~40 岁女性患病率为 12%,41~50 岁为 16%,51~60 岁为 22%,60 岁以上为 25%[21]。有趣的是,Kagansky 等[14] 在一项涉及老年医院康复科 91 名八旬老人(平均年龄 85 ± 4 岁)的小型观察性研究中,通过超声检查发现 NAFLD 患病率约为 46%。

在亚洲患者中有一些不同的发现。在一项包含 6 648 名韩国人的横断面研究中,NAFLD(超声诊断)患病率仅在女性中随着年龄增长而增加,而在男性所有年龄组中几乎没有差异[15]。在这项研究中,上述观察到的年龄组和性别之间的差别可能是由于 50 岁以下男性相对较高的肥胖患病率所致[15]。在包含 2 782 名孟加拉国人的横断面研究中,Alam 等[24] 指出,NAFLD 患病率随着年龄的增长而增加,在 45~54 岁和 55 岁以上的人群中患病率几乎相同。

这些发现也在一项对 86 项符合条件的研究进行的荟萃分析中得到了证实,样本为近 900 万伴或不伴 2 型糖尿病的患者。在这项研究中,Younossi 等[4] 指出,50~59 岁人群的 NAFLD(影像学诊断)患病率为 27.4%(95% CI: 19.6%~36.9%),60~69 岁为 28.9%(95% CI:19.2%~40.9%),70~79 岁为 33.9%(95% CI:32.1%~35.9%)。值得注意的是,在另一项对 80 项研究进行的荟萃分析中,共有 49 419 例 T2DM 确诊患者,影像学诊断 NAFLD 患病率在小于 50 岁人群中为 56.4%,50~59 岁为 56.5%,60 岁及以上为 62.8%[6]。

不同年龄组之间 NAFLD 患病率的差异至少部分程度上是由于 NAFLD 发生和发展的主要危险因素往往随着年龄的增长而增加。除了年龄之外,NAFLD 已被证明与 2 型糖尿病和代谢综合征独立相关[25-26]。使用肝活检诊断 NAFLD 的研究指出,T2DM 患者中 NASH 和晚期纤维化的患病率分别为 70% 和 30%~40%,超过了普通人群[27]。例如,在一项对 1 249 名肝活检诊断的 NAFLD 美国患者进行的大型队列研究中,T2DM 患者中 NASH 和晚期纤维化的患病率分别为 69% 和 41%[28]。在一些活检研究中,也发现 2 型糖尿病的发展是 NASH 和肝纤维化进展的最强预测因素[27,29]。在一项对来自 PIVENS 试验和 NAFLD 研究数据库的近 1 100 名经组织学诊断为 NAFLD 的糖尿病和非糖尿病患者进行的研究中,Loomba 等[30] 指出 2 型糖尿病和糖尿病家族史是 NASH 和肝组织晚期纤维化的有力且独立的预测因素。在另一项对 235 例肝活检诊断的 NAFLD 患者进行的研究中,Puchakayala 等[31] 指出,与非 T2DM 者相比,T2DM 患者的 NAFLD 活动度评分和纤维化评分更高。此外,在这项研究中,T2DM 患者晚期纤维化和气球样变的发生率明显比非 T2DM 患者更高。值得注意的是,血糖控制不良也可能增加 NASH 患者发生纤维化的风险[31]。

非酒精性脂肪性肝病和主要老年综合征:肌少症、衰弱、痴呆

到目前为止,NAFLD 与一些典型的与衰老相关的临床综合征(包括少肌症、衰弱、痴呆)之间的关系尚不明确。

肌少症和衰弱

肌少症的特征是肌肉质量和力量的下降,以及肌肉被脂肪和纤维组织替代[32-33]。肌少症可能导致身体功能损害、残疾、衰弱甚至死亡[32-33]。重要的是,肌少症在全世界的患病率持续上升,这可能源于老年人口的增加[32-33]。评估肌少症最常用、成本低且易行的方法是双能 X 射线吸收法、人体测量法、生物电阻抗分析法。其他方法包括磁共振成像(MRI)和计算机断层扫描(CT)[33]。

如表 12.2 所示,一些横断面研究[34-39,41,42]和一篇荟萃分析[40]表明,无论是否患有 2 型糖尿病,肌少症均与 NAFLD 及其晚期病变有关[34-42]。即使调整了一些代谢混杂因素,如肥胖和胰岛素抵抗,这些关联似乎仍然存在。例如,在一项涉及 225 名经活检诊断为 NAFLD 的意大利患者的横断面研究中,Petta 等[38]的研究结果表明,肌少症的患病率随着肝纤维化严重程度增加而增加(通过检测调整体重后的四肢骨骼肌质量)。此外,该研究的多变量分析表明,肌少症与肝纤维化和脂肪变性的严重程度显著相关,与多种代谢混杂因素无关。

Lee 等[36]针对 2008—2011 年韩国国家健康和营养调查中的 2 761 名 NAFLD 患者进行了一项横断面研究,其通过非侵入性标志(即 FIB-4 评分和 NAFLD 纤维化评分)间接评估证明,即使在调整了年龄、体重指数、腰围、胰岛素抵抗、空腹血糖、血脂、转氨酶、糖尿病、高血压、运动、吸烟、肾功能、饮酒以及脑血管病、冠心病、慢性阻塞性肺疾病和恶性肿瘤既往史后,肌少症与晚期肝纤维化风险增加呈独立相关(通过双能 X 射线吸收法检测)。在另一项包含 309 名经活检证实为 NAFLD 和未经活检证实为 NAFLD 的亚洲个体的研究中,非 NAFLD 患者、NAFLD 患者和 NASH 患者的肌少症患病率分别约为 9%、18%、35%(通过测量调整体重后的四肢骨骼肌质量)。有趣的是,在该研究中,肌少症和 NASH 均明显与肝纤维化显著相关,与年龄、性别、BMI、高血压、糖尿病、吸烟状况、胰岛素抵抗无关[39]。最近在针对共近 16 000 名 T2DM 患者和非 T2DM 患者进行的 6 项横断面研究的荟萃分析也证实了这些发现[40]。

表 12.2　调查肌肉减少症与非酒精性脂肪性肝病之间的相关性主要观察研究和荟萃分析（由 publicationdata 排序）

作者，参考文献	研究人群	NAFLD 确诊方式	少肌症确诊方式	统计数据调整	主要结论
Hong 等[34] Hepatology 2014;59:1772-1778	横断面研究：452 名登记在韩国少肌肥胖研究中心的看上去很健康的成年人	CT	骨骼肌指数	年龄、性别	肌少症与 NAFLD 风险增加相关
Lee 等[35] J Hepatol 2015;63:486-493	横断面研究：15 132 名来自 2008 年至 2011 年韩国国家健康和营养调查的个体	NAFLDA 分数或 NAFLD 肝脂肪分数及晚期纤维化间接征象（如 BARD、FIB-4 分数）	骨骼肌指数	年龄、性别、规律锻炼、HOMA-IR、吸烟、高血压	肌少症与 NAFLD 及晚期纤维化风险增加相关
Lee 等[36] Hepatology 2016;63:776-786	横断面研究：2 761 名 2008 年至 2011 年韩国国家健康和营养调查中的 NAFLD 患者	NAFLDA 分数和 NAFLD 肝脂肪分数及晚期纤维化间接征象（如 NAFLD 纤维化分数、FIB-4 分数）	肌少症指数	年龄、BMI、腰围、胰岛素抵抗、血糖、血脂、转氨酶、糖尿病、高血压、运动、吸烟、肾功能、饮酒以及脑血管疾病、冠心病、慢性阻塞性肺疾病、恶性肿瘤既往史	肌少症与 NAFLD 患者肝纤维化相关
Hashimoto 等[37] Endocr J 2016;63:877-884	横断面研究：日本 145 名 2 型糖尿病患者	超声、受控衰减参数	骨骼肌指数	年龄、BMI、糖化血红蛋白、甘油三酯/HDL-C 比率、C 反应蛋白、γ-谷氨酰转移酶	肌少症与男性而非女性 NAFLD 风险增加相关

续表

作者，参考文献	研究人群	NAFLD 确诊方式	少肌症确诊方式	统计数据调整	主要结论
Petta 等[38] Aliment Pharmacol Ther 2017;66:123-131	横断面研究：225 名既往诊断为 NAFLD 的意大利连续患者	肝活检	骨骼肌指数	年龄、性别、BMI、肥胖、各丙转氨酶、甘油三酯、血糖、胰岛素、糖尿病、高血压、药物	肌少症与纤维化及脂肪变严重程度相关
Koo 等[39] J Hepatol 2017;45:510-518	横断面研究：309 名患或不患经肝活检证实为 NAFLD 的韩国个体	肝活检	体重调整后四肢骨骼肌质量	年龄、性别、BMI、高血压、糖尿病、吸烟状况、胰岛素抵抗	肌少症与 NASH 及显著纤维化相关
Pan 等[40] Dig Dis 2018;36:427-436	荟萃分析：6 项符合条件的研究，共计约 16 000 名受试个体	成像、肝活检	骨骼肌指数、体重调整后四肢骨骼肌质量	多种心脏代谢混淆因素	肌少症与 NAFLD 及显著纤维化相关
Xia 等[41] Aliment Pharmacol Ther 2019;50:684-695	横断面研究：3 969 名中国成年人	超声、晚期纤维化间接征象（如 NAFLD 纤维化分数、BARD、FIB-4 分数）	体重调整后四肢骨骼肌质量	年龄、吸烟、脂肪质量、肥胖、糖尿病、代谢综合征	肌少症与 NAFLD 的联系仅在含 patatin 样磷脂酶结构域 3 CC 和 CG 基因型携带者被发现
Chung 等[42] J Obes Syndr 2019;28:129-138	横断面研究：5 989 名韩国人	超声	体重调整后四肢骨骼肌质量	年龄、性别、内脏脂肪范围	肌少症与 NAFLD 风险增加相关

NAFLD，非酒精性脂肪性肝病；NASH，非酒精性脂肪性肝炎；BMI，体重指数；HDL-C，高密度脂蛋白胆固醇；HOMA-IR，胰岛素抵抗的稳态模型评估。

此外,最近在一项包含 3 969 名中国成年人的研究中,Xia 等[41]指出,仅在含 patatin 样磷脂酶结构域 3(PNPLA3)CC 和 CG 基因型的携带者中,肌少症与 NAFLD 之间存在关联。相反,在 PNPLA3 GG 基因型携带者中观察到少肌症与 NAFLD 无关。因此表明,基于 PNPLA3 基因型的分层可能还有助于促进 NAFLD 患者的个性化治疗的进展[41]。

总的来说,上述发现表明,无论是否患有 2 型糖尿病,肌少症与 NAFLD 呈独立相关。然而,在解释这些数据时必须注意:首先,大多数研究是在亚洲人群中进行的;其次,横断面研究中用于诊断 NAFLD 和肌少症的方法各不相同;第三,迄今为止还没有随访时间充足的纵向研究。

肌少症和 NAFLD 有一些共同的病理生理机制,这些机制可能一定程度上解释了上述研究中两者之间的关联[34-42]。首先,胰岛素抵抗一直与这两种情况相关[10,32]。胰岛素抵抗与 NAFLD 之间的关系已得到充分证实[5,43]。骨骼肌是负责胰岛素介导的葡萄糖处理的主要组织之一,一些流行病学和实验研究证实了骨骼肌在胰岛素抵抗中的重要作用[10,32-33]。在一些观察性研究中(例如在 Koo 等[39]的研究中),通过调整胰岛素抵抗稳态模型评估后,NAFLD 和肌少症之间的关联性有所减弱,表明这种关联可能至少部分由胰岛素抵抗介导[10,32-33]。其次,炎症可能也是肌少症和 NAFLD 之间的重要联系[10,32,34-42]。肌肉质量低与慢性炎症有关,另一方面,亚临床炎症和氧化应激促进肌肉分解代谢激活,导致肌肉量损失[10,32-33]。氧化应激和慢性炎症也是 NAFLD 发展和进展的重要因素[5,43]。在这点上需要重点强调的是,一些观察性研究(例如,在 Koo 等[39]的研究中)在调整高敏 C 反应蛋白水平后,肌少症和 NAFLD 之间的相关性略有减弱,因此表明慢性炎症可能是这两种情况的潜在媒介。第三,越来越多的证据表明,低维生素 D 水平可能与肌少症和 NAFLD 相关[10,32,40]。在 Amsterdam 纵向老龄化研究中,Visser 等[44]称,25- 羟维生素 D 水平较低与肌肉量较低之间存在相关性。此外,其他研究报告指出,在维生素 D 缺乏的个体中,肌肉成分和直径存在组织学改变,补充 25- 羟维生素 D 可能有一些有益的影响[10,33,44]。同样,一些观察性研究表明 NAFLD 患者的维生素 D 水平较低[10,45]。实验证据表明,25- 羟维生素 D 可能会干扰参与肝纤维化发展的肝星状细胞的活化[10,45]。

痴呆

认知功能下降是衰老和糖尿病的病理特征[10,46]。在过去十年中,实验和观察数据表明 NAFLD(通过影像学或活检检测)与认知功能受损之间存在独立相关性[10]。例如,在一项针对患有和非患有 NAFLD 的大鼠进行的实验研究中,Ghareeb 等[47]的研究报告表明,肝脏脂肪性肝炎引起神经递质活性的重要改变,与脑功能障碍和组织损伤的发展一致。在另一项针对患有和非患有NAFLD 的小鼠进行的实验研究中,Kim 等[48]的研究结果表明,NAFLD 诱导的全身慢性炎症引起这些动物大脑中的神经炎症和神经退行性改变,导致皮层和海马区的神经元死亡。有趣的是,当研究人员停止高脂肪饮食方案时,小鼠体内神经炎症和神经退行性病变的症状减轻,肝脏脂肪变性也得到改善[48]。

尽管有这些及其他实验数据,但到目前为止关于 NAFLD 患者认知功能的临床证据仍然有限。Elliott 等[49]进行了一项观察性研究,涉及 224 名经活检诊断的 NAFLD 患者和 107 名经活检诊断的酒精性肝病(alcoholic liver disease, ALD)患者,他们在基线检查时和 3 年随访后进行了功能、认知、自主神经和疲劳症状评估工具的验证性评估。该研究表明,与健康对照组相比,NAFLD 和 ALD 患者存在影响日常生活活动能力障碍[49]。在 Seo 等[50]的一项横断面研究中,包括了来自韩国第三次国家健康和营养调查的约 4 500 名成年人,他们使用经验证的计算机管理测试(即简单反应时间测试、符号数字替换测试和序列数字学习测试)对参与者进行了认知评估。结果表明,与非NAFLD 患者相比,NAFLD 患者(经超声证实)的认知功能较差[50]。此外,在另一项横断面研究中,Celikbilek 等[51]对 70 名 NAFLD 患者(经超声证实)和73 名年龄和性别匹配的健康对照组进行了蒙特利尔认知评估。结果表明,与对照组相比,NAFLD 患者更容易出现认知功能障碍,尤其是在视觉空间和执行功能领域[51]。有趣的是,在一项包括 40 名 NAFLD 患者和 36 名对照者的研究中,Filipoviç 等[52]报道称,与没有肝脏受累的患者相比,NAFLD 患者的脑组织体积(通过 MRI 测量)较低。在 Framingham 研究的子代队列及 CARDIA研究中也观察到了类似的结果[53-54]。这一证据可能表明 NAFLD 与较小的大脑总体积有关,表明肝脏脂肪变性与大脑老化之间存在潜在联系。到目前为止,关于与 NAFLD 严重程度有关的不同认知功能风险的信息仍然很少。最近,在一项涉及 1 287 名成年人的横断面研究中,Weinstein 等[55]通过记忆认知测试、抽象推理、视觉感知、注意力和执行功能进行评估后发现,NAFLD的存在(通过 CT 检测)与认知功能无关。然而,当研究人员将分析仅限于NAFLD 患者时,他们观察到,与没有晚期纤维化的患者相比,晚期纤维化患者(通过 NAFLD 纤维化评分评估)的认知功能较差[55]。

NAFLD 与认知功能程度之间的病理机制尚不完全清楚。鉴于大多数研究发现 NAFLD 与执行功能(反映额叶完整性[53-55])之间存在关联,并且NAFLD 与血管改变密切相关[56-58]。可以推测,这种联系的一个重要潜在机制可能是亚临床血管损伤。NAFLD 与认知功能低下之间存在联系的其他解释可能包括氧化应激、胰岛素抵抗及可能导致慢性炎症和纤维化过程的细胞因子分泌[46,56-58]。

老年人非酒精性脂肪性肝病的肝脏并发症

如上所述,NAFLD 已成为肝硬化、终末期肝病、肝移植的重要原因[1-4,59-60]。然而,只有一小部分 NAFLD 患者会进展为肝硬化,并出现与肝脏相关的并发症[59-60]。与其他慢性肝病类似,潜在肝纤维化的严重程度是不良后果的重要标志,桥接纤维化或肝硬化患者未来发生肝脏和非肝脏相关并发症的风险最大[7-9,59-60]。最近,在一项针对 475 例 NASH 及桥接纤维化或代偿性肝硬化患者进行的为期 96 周的纵向研究中,Sanyal 等[59]发现患者出现严重的肝脏相关并发症的比例很高(约 22%)。同样,2003 年,Hui 等[61]发现在一小部分 NASH 肝硬化患者中,3 年后失代偿发生率为 23%。虽然 NASH 被认为是一种进展缓慢的疾病,但这也表明疾病进展存在异质性,部分患者病情进展较快[59-60]。这些结论也得到了近期一项针对接受肝活检的 NAFLD 患者进行的荟萃分析的支持,该分析表明,约 21% 的患者在平均约 6 年的随访时间内从无纤维化发展为 F3/F4 纤维化[62]。

NAFLD 患者发生 HCC 和肝脏相关死亡的危险因素包括高龄、2 型糖尿病和肝硬化[63]。值得注意的是,非肝硬化 NAFLD 患者也可能发生 HCC[63]。在老年人中,细胞色素 P450 活性降低可能会影响药物代谢,从而促成药物相关性肝损伤[10]。老年人对病原体或肿瘤细胞的免疫反应往往会降低[10]。因此,免疫功能的改变可能改变病毒性肝炎和自身免疫性肝病的发病机制及 HCC 的发展[10]。

老年人非酒精性脂肪性肝病的肝外并发症:心血管疾病

在过去的十年中,一些观察性研究已经证明,在糖尿病和非糖尿病患者中,NAFLD(通过影像检测)与致命和非致命性的心血管事件的风险增加独立相关。特别是,越来越多的证据表明,NAFLD 不仅会对冠状动脉(从而加速冠状动脉粥样硬化)产生不利影响,还会对心脏的其他解剖结构造成损害,导致心肌病(如左心室舒张功能障碍和肥厚)、心脏瓣膜钙化(如主动脉瓣硬化和二尖瓣环钙化)、心律失常(如房颤),还有一些心脏传导缺陷。值得注意的是,这些发现在老年人中更常见。

房颤是临床实践中最常见的心律失常,与高住院率和死亡率密切相关。众所周知,房颤在 55 岁以下人群中的患病率为 1%,而在 80 岁以上人群中,则上升到了 12%[57,64]。除高龄外,肥胖、高血压、冠心病、心力衰竭、心脏瓣膜疾病均是新发房颤的重要危险因素。NAFLD 与心脏结构和功能的多种异常相关,并与房颤共有多种心脏代谢危险因素。据报道,NAFLD 与 60 岁以上 T2DM 患者发生房颤的风险增加有关[65]。在其他观察性研究和最近的一些荟萃分析中也证实了类似的发现[57,66-67]。越来越多的证据表明,NAFLD 与 QTc 间期延长的风险之间存在独立关联,而 QTc 间期延长与严重心律失常的发展密切相关。在一项约 32 000 名韩国成年人参与的横断面研究中,Hung 等[57,68,69]发现 NAFLD(通过超声检查)与 QTc 间期延长的风险增加相关,独立于多种心血管危险因素。有趣的是,NAFLD 与室性心律失常风险之间的关系也有文献报道。在意大利,一项对 330 名门诊中的 T2DM 患者实施临床 24 小时动态心电监测的横断面研究中,Mantovani 等[70]发现 NAFLD(通过超声检查)与室性心律失常的风险增加相关,与其他几个混杂因素无关。此外,初步数据支持 NAFLD 与心脏传导之间的关系,这是全因死亡率和心血管死亡率的强有力的独立预测因素[57,71]。

　　关于心脏瓣膜钙化,需要强调的是,主动脉瓣硬化(aortic valve sclerosis, AVS)和二尖瓣环钙化(mitral annulus calcification,MAC)是老年人常见的超声心动图表现,发生率高达 20%[57]。观察性研究报道了在 2 型糖尿病患者和非 2 型糖尿病患者中,影像学诊断的 NAFLD 与 AVS 和 MAC 风险之间的关联[72-73]。

　　越来越多的证据也表明,NAFLD 与成人 T2DM 患者和非 T2DM 患者的心肌功能和结构异常相关。例如,在一项涉及 222 名既往无缺血性心脏病、慢性心力衰竭、瓣膜病、肝脏疾病病史的门诊 T2DM 患者的横截面研究中,Mantovani 等[74]发现,即使在校正了年龄、性别、体重指数、高血压、糖尿病持续时间、糖化血红蛋白、估计肾小球滤过率、左心室质量指数和射血分数,NAFLD 仍与左室射血分数轻度或者中度降低相关,使其风险增加了 3 倍。在另一项对 116 例老年高血压合并 2 型糖尿病患者的横断面研究中,证实了 NAFLD 与左心室肥厚相关,而不受经典心血管危险因素和其他潜在混杂因素的影响[18]。使用活检证实的 NAFLD 其他研究发现功能性和结构性心肌异常与 NAFLD 的严重程度之间存在直接的分级关系[57]。

老年人群中非酒精性脂肪性肝病的管理

　　到目前为止,对于患或不患 2 型糖尿病的成人来说,还没有批准针对 NAFLD 及其晚期阶段的药物治疗[12-13,57]。NAFLD 的管理主要集中在以下 4 个关键目标:①改变生活方式,以达到减重和减少肥胖的目的;②控制心脏代谢风险因素,使用对肝脏有潜在益处的药物;③纠正导致肝纤维化进展的所有可改变因素(考虑到肝纤维化似乎是不良预后的最强预测因素);④预防肝脏和肝外并发症[12-13,57,75]。因此,针对肥胖和代谢综合征(即血脂异常、高血压、空腹血糖受损)的干预措施可能会对 NAFLD 相关并发症的发生风险产生有利影响[12-13,57,75]。然而,需要注意到的是,没有针对老年患者进行 NAFLD 的干预评估,因为到目前为止发表的大多数研究都只招募了中年人。

　　考虑到大多数老年人的身体限制和在多数情况下需要足够的热量供应,非药物治疗手段需要做到个体化[10,75]。所有 NAFLD 患者,无论是否患有糖尿病,都应避免吸烟、饮酒及含果糖的饮料和食物[12-13,57]。

　　也许正是由于上述原因,NAFLD 的药物治疗应该保留给 NASH 合并晚期纤维化的患者[12-13,57,76]。然而,到目前为止,在 T2DM 患者和非 T2DM 患者进行的研究中,高质量、随机、盲法、证据充分且有足够持续时间和足够组织学结果的对照研究非常少[12-13,57,76]。关于 NAFLD 的治疗,最一致的数据是在活检证实为 NASH 的患者中使用吡格列酮[12-13,76]。吡格列酮是过氧化物酶体增殖物激活 γ 受体的一种选择性配体,能够改善糖和脂的代谢,也能减少亚临床炎症反应[76-77]。多项研究证实吡格列酮可改善 T2DM 患者和非 T2DM 患者的肝脏组织学,包括脂肪变性和坏死性炎症。在此基础上,在一项随机、双盲、安慰剂对照试验中,约 100 名经活检证实为 NASH 的糖尿病前期或 2 型糖尿病中年患者被随机分配到吡格列酮组或安慰剂组,Cusi 等[78]报告显示,在吡格列酮组中,超过一半的患者达到了主要研究终点(定义为 NAFLD 活动评分降低至少 2 分,而纤维化没有恶化),其中一半患者在 18 个月内还实现了 NASH 的缓解。此外,在最近的一项荟萃分析中,纳入了 8 项随机对照试验,共对近 520 名活检证实为 NASH 的患者进行了分析,Musso 等[79]发现,在持续 6~24 个月的治疗后,吡格列酮和晚期纤维化的改善与 NASH 缓解相关。在这方面,根据美国肝病研究协会和欧洲肝病研究协会的指南,经活检证实的 NASH 可考虑使用吡格列酮治疗[12-13]。然而,需要强调的是,吡格列酮并没有被大多数机构批准用于 2 型糖尿病之外的治疗,其用于 NAFLD 的非官方使用必须获得患者的同意[76]。此外,对体重增加、体液潴留、骨折和膀胱癌风险的担忧可能会限制吡格列酮的使用。NAFLD 患者与非 NAFLD 患者相比,心血管疾病和慢性肾脏疾病的风险增加,吡格列酮对 T2DM 患者和非 T2DM 患者都有心血管获益[80-81],因此这一降血糖药物在 NAFLD 的治疗方面有一定的关注度。

　　二甲双胍是一种胰岛素增敏剂,是目前治疗 2 型糖尿病的一线治疗药物[76-77]。二甲双胍通过涉及腺苷酸活化蛋白激酶的机制来降低血糖水平,这一机制包括改善肝脏葡萄糖代谢以及增加肌肉细胞对葡萄糖的摄取[76-77]。多项研究证明,二甲双胍可以改善转氨酶、HbA1c 水平,但对成人的肝脏组织学和 NASH 的缓解具有中性影响[76]。因此到目前为止,美国和欧洲的非酒精性脂肪性肝病指南并不支持使用二甲双胍治疗 NAFLD[12-13]。目前二甲双胍在慢性肝病（在 T2DM 成人患者或非 T2DM 成人患者中）的潜在优势可能仅限于它在降低肝硬化和 HCC 风险方面的作用[63]。

肠促胰素类似物,即二肽基肽酶(DPP-4)抑制剂和胰高血糖素样肽(GLP-1)受体激动剂,被广泛用于 T2DM 患者的辅助治疗。这些降糖剂对治疗 2 型糖尿病有效,并可能改善胰岛素敏感性[76-77]。需要强调的是,已证实在人类肝细胞中存在 GLP-1 受体,这些受体的激活可能有助于通过改善胰岛素信号转导来减少肝脏脂肪变性。此外,GLP-1 受体激动剂还有助于减肥[77]。基于这些数据,GLP-1 受体激动剂已被研究为治疗 NAFLD 的一种选择。一些研究支持 GLP-1 受体激动剂降低转氨酶(尤其是谷丙转氨酶)和改善肝脏脂肪变性的能力,这是通过成像技术或组织学检测到的[82-84]。特别是,通过 LEAD(糖尿病中的利拉鲁肽效应和作用)项目和 LEAN 试验对利拉鲁肽在中年 NASH 患者中进行了测试,发现在数个代谢以及肝脏终点事件方面有显著的获益,例如外周组织、肝脏组织、脂肪组织的胰岛素抵抗的改善、NASH 的缓解、脂肪变性和细胞肿胀的改善[82,84]。然而,到目前为止,还没有关于 65 岁以上患者的资料。在 LEADER 试验[85]和最近的荟萃分析[86]中,利拉鲁肽已经被证明可以减少 T2DM 患者的心血管事件。

DPP-4 抑制剂阻断 DPP-4 酶,从而防止肠促胰岛素(即葡萄糖依赖的促胰岛素多肽和 GLP-1)失活[76-77]。通过这种作用,DPP-4 抑制剂可能刺激胰岛素分泌,降低肝脏葡萄糖的输出,抑制胰高血糖素的释放[76-77]。此外,与非 NAFLD 患者相比,NAFLD 患者肝脏中 DPP-4 的表达水平较高。出于这个原因,DPP-4 抑制剂已被列入研究,作为治疗 NAFLD 的一种选择[76-77]。作为最早上市的 DPP-4 抑制剂之一,西格列汀已被广泛用于评估 DPP-4 抑制剂对酒精性脂肪肝患者的疗效。在一项对患有糖耐量受损或 2 型糖尿病的 NAFLD 患者进行的为期 24 周的随机、双盲、安慰剂对照试验中,Cui 等[87]发现,西格列汀和安慰剂之间的肝脏脂肪含量(通过核磁共振质子密度脂肪分数检测)没有统计学差异。值得注意的是,DPP-4 抑制剂似乎对 T2DM 患者的心血管结局具有中性影响,因此使得这类降糖药物在 NAFLD 的治疗方面没有吸引力[88]。

钠 - 葡萄糖协同转运蛋白 2(SGLT2)抑制剂是一类新型的口服降糖药,其作用机制是减少肾脏对葡萄糖的重吸收[76-77]。实验研究支持 SGLT2 抑制剂对肝脏脂肪变性、炎症和纤维化的保护作用,可能是由于糖尿造成的能量负平衡和底物转向脂类作为能量消耗的来源[89]。正如使用 MRI 或 CT 评估的那样,几项研究支持了 SGLT2 抑制剂可以减少肝脏脂肪含量的结论[89]。研究中也报道了 SGLT2 抑制剂对转氨酶水平的降低的作用[89]。然而,到目前为止,还没有对老年患者进行这方面的研究。

鉴于 NAFLD 和 2 型糖尿病都会出现氧化应激增加,治疗 NAFLD 的另一种治疗选择可能是通过服用维生素 E 来降低氧化应激[57,76,90]。在 Pivens 试验中,大约 250 名患有 NASH 的非糖尿病成年人参与了维生素 E 的试验,与安慰剂相比,服用维生素 E 达 96 周的患者显示出了转氨酶以及 NASH 的组织学特征的改善,组织学特征的改善包括脂肪变性、炎症、肿胀[90]。然而尚缺乏在治疗患有糖尿病或肝硬化的老年患者方面的证据。

己酮可可碱可降低氧化应激,抑制脂质氧化[90]。多项研究证明,己酮可可碱可以降低 NAFLD 患者的血清转氨酶,改善脂肪变性、小叶炎症、纤维化。然而,在老年糖尿病患者中仍缺乏相关证据。

治疗 NAFLD 的一种新药物是胰岛素增敏剂法尼醇 X 受体配体乙酰胆酸,它是天然胆汁酸乙酰脱氧胆酸的合成[90]。在一项近 300 名非肝硬化 NASH 患者(其中 16% 患有 2 型糖尿病)参与的多中心、随机、安慰剂对照(FOLINT)试验中,经长达 72 周的随访发现,使用乙酰胆酸治疗后显示出了 NASH 的缓解和纤维化的改善[90]。然而,需要解决对长期安全(瘙痒、低密度脂蛋白 - 胆固醇水平升高)的担忧[90]。此外,值得注意的是,仍缺乏在老年糖尿病患者中相关证据。

在 NASH 患者的后期随机临床试验中,一些抗炎、抗纤维化或胰岛素增敏药物有望列入研究中[90]。

到目前为止,针对伴和不伴 2 型糖尿病的 NAFLD 患者进行量身定制的药物治疗是一个重要的临床挑战。对于患有严重合并症并接受多种药物治疗的老年患者来说,似乎这一方面尤其如此。因此,作者认为,临床医生在处理这些患者的 NAFLD 时,应始终考虑到老年患者的特殊性。在这方面,建议组建一个由肝病、内分泌、心脏病、肾脏病和老年病专家组成的多学科团队。

总结

老龄化和 2 型糖尿病是迄今为止两个重要的经济和社会挑战。老年患者和 T2DM 患者在 NASH、晚期纤维化、肝硬化和肝癌方面有相当大的负担,同时出现严重肝外并发症的风险增加,包括心肾疾病[57-60]。由于这些原因,迄今为止 NAFLD 的识别和治疗具有重要临床意义。需要仔细考虑老年人的特点(如肌少症、衰弱、痴呆、多病共存、多重用药)。

适当的治疗策略应考虑到老年人的具体特点,并应采取多学科方法。非药物治疗应个体化,需要兼顾到大多数老年人的身体限制以及足够的热量供应[10]。同样,药物治疗的选择应在不良事件和药物相互作用方面仔细权衡[10]。需要对这一患者群体进行进一步的流行病学和病理生理学的研究。

参考文献

1. Younossi Z, Anstee QM, Marietti M, et al. Global burden of NAFLD and NASH: trends, predictions, risk factors and prevention. Nat Rev Gastroenterol Hepatol 2018;15:11–20.

2. Fazel Y, Koenig AB, Sayiner M, et al. Epidemiology and natural history of non-alcoholic fatty liver disease. Metabolism 2016;65:1017–25.

3. Araújo AR, Rosso N, Bedogni G, et al. Global epidemiology of non-alcoholic fatty liver disease/non-alcoholic steatohepatitis: what we need in the future. Liver Int 2018;38(Suppl 1):47–51.

4. Younossi ZM, Koenig AB, Abdelatif D, et al. Global epidemiology of nonalcoholic fatty liver disease–meta-analytic assessment of prevalence, incidence, and outcomes. Hepatology 2016;64:73–84.

5. Targher G, Lonardo A, Byrne CD. Nonalcoholic fatty liver disease and chronic vascular complications of diabetes mellitus. Nat Rev Endocrinol 2018;14:99–114.

6. Younossi ZM, Golabi P, de Avila L, et al. The global epidemiology of NAFLD and NASH in patients with type 2 diabetes: a systematic review and meta-analysis. J Hepatol 2019;71:793–801.

7. Dulai PS, Singh S, Patel J, et al. Increased risk of mortality by fibrosis stage in nonalcoholic fatty liver disease: systematic review and meta-analysis. Hepatology 2017;65:1557–65.

8. Ekstedt M, Hagström H, Nasr P, et al. Fibrosis stage is the strongest predictor for disease-specific mortality in NAFLD after up to 33 years of follow-up. Hepatology 2015;61:1547–54.

9. Vilar-Gomez E, Calzadilla-Bertot L, Wai-Sun Wong V, et al. Fibrosis severity as a determinant of cause-specific mortality in patients with advanced nonalcoholic fatty liver disease: a multi-national cohort study. Gastroenterology 2018;155:443–57.

10. Bertolotti M, Lonardo A, Mussi C, et al. Nonalcoholic fatty liver disease and aging: epidemiology to management. World J Gastroenterol 2014;20:14185–204.

11. Estes C, Anstee QM, Arias-Loste MT, et al. Modeling NAFLD disease burden in China, France, Germany, Italy, Japan, Spain, United Kingdom, and United States for the period 2016-2030. J Hepatol 2018;69:896–904.

12. Chalasani N, Younossi Z, Lavine JE, et al. The diagnosis and management of nonalcoholic fatty liver disease: practice guidance from the American Association for the Study of Liver Diseases. Hepatology 2018;67:328–57.

13. European Association for the Study of the Liver (EASL); European Association for the Study of Diabetes (EASD); European Association for the Study of Obesity (EASO). EASL-EASD-EASO clinical practice guidelines for the management of non-alcoholic fatty liver disease. J Hepatol 2016;64:1388–402.

14. Kagansky N, Levy S, Keter D, et al. Non-alcoholic fatty liver disease–a common and benign finding in octogenarian patients. Liver Int 2004;24:588–94.

15. Park SH, Jeon WK, Kim SH, et al. Prevalence and risk factors of non-alcoholic fatty liver disease among Korean adults. J Gastroenterol Hepatol 2006;21: 138-43.
16. Karnikowski M, Córdova C, Oliveira RJ, et al. Non-alcoholic fatty liver disease and metabolic syndrome in Brazilian middle-aged and older adults. Sao Paulo Med J 2007;125:333-7.
17. Frith J, Day CP, Henderson E, et al. Non-alcoholic fatty liver disease in older people. Gerontology 2009;55:607-13.
18. Mantovani A, Zoppini G, Targher G, et al. Non-alcoholic fatty liver disease is independently associated with left ventricular hypertrophy in hypertensive type 2 diabetic individuals. J Endocrinol Invest 2012;35:215-8.
19. Koehler EM, Schouten JN, Hansen BE, et al. Prevalence and risk factors of non-alcoholic fatty liver disease in the elderly: results from the Rotterdam study. J Hepatol 2012;57:1305-11.
20. Noureddin M, Yates KP, Vaughn IA, et al, NASH CRN. Clinical and histological determinants of nonalcoholic steatohepatitis and advanced fibrosis in elderly patients. Hepatology 2013;58:1644-54.
21. Lazo M, Hernaez R, Eberhardt MS, et al. Prevalence of nonalcoholic fatty liver disease in the United States: the Third National Health and Nutrition Examination Survey, 1988-1994. Am J Epidemiol 2013;178:38-45.
22. Golabi P, Paik J, Reddy R, et al. Prevalence and long-term outcomes of nonalcoholic fatty liver disease among elderly individuals from the United States. BMC Gastroenterol 2019;19:56.
23. Estes C, Razavi H, Loomba R, et al. Modeling the epidemic of nonalcoholic fatty liver disease demonstrates an exponential increase in burden of disease. Hepatology 2018;67:123-33.
24. Alam S, Fahim SM, Chowdhury MAB, et al. Prevalence and risk factors of nonalcoholic fatty liver disease in Bangladesh. JGH Open 2018;2:39-46.
25. Mantovani A, Byrne CD, Bonora E, et al. Nonalcoholic fatty liver disease and risk of incident type 2 diabetes mellitus: a meta-analysis. Diabetes Care 2018;41: 372-82.
26. Ballestri S, Zona S, Targher G, et al. Nonalcoholic fatty liver disease is associated with an almost twofold increased risk of incident type 2 diabetes and metabolic syndrome. Evidence from a systematic review and meta-analysis. J Gastroenterol Hepatol 2016;31:936-44.
27. Nascimbeni F, Ballestri S, Machado MV, et al. Clinical relevance of liver histopathology and different histological classifications of NASH in adults. Expert Rev Gastroenterol Hepatol 2018;12:351-67.
28. Bazick J, Donithan M, Neuschwander-Tetri BA, et al. Clinical model for NASH and advanced fibrosis in adult patients with diabetes and NAFLD: guidelines for referral in NAFLD. Diabetes Care 2015;38:1347-55.
29. McPherson S, Hardy T, Henderson E, et al. Evidence of NAFLD progression from steatosis to fibrosing-steatohepatitis using paired biopsies: implications for prognosis and clinical management. J Hepatol 2015;62:1148-55.
30. Loomba R, Abraham M, Unalp A, et al, Nonalcoholic Steatohepatitis Clinical Research Network. Association between diabetes, family history of diabetes, and risk of nonalcoholic steatohepatitis and fibrosis. Hepatology 2012;56:943-51.

31. Puchakayala BK, Verma S, Kanwar P, et al. Histopathological differences utilizing the nonalcoholic fatty liver disease activity score criteria in diabetic (type 2 diabetes mellitus) and non-diabetic patients with nonalcoholic fatty liver disease. World J Hepatol 2015;7:2610–8.

32. De Fré CH, De Fré MA, Kwanten WJ, et al. Sarcopenia in patients with nonalcoholic fatty liver disease: is it a clinically significant entity? Obes Rev 2019; 20:353–63.

33. Cruz-Jentoft AJ, Baeyens JP, Bauer JM, et al, European Working Group on Sarcopenia in Older People. Sarcopenia: European consensus on definition and diagnosis: report of the European Working Group on Sarcopenia in older people. Age Ageing 2010;39:412–23.

34. Hong HC, Hwang SY, Choi HY, et al. Relationship between sarcopenia and nonalcoholic fatty liver disease: the Korean Sarcopenic Obesity Study. Hepatology 2014;59:1772–8.

35. Lee YH, Jung KS, Kim SU, et al. Sarcopaenia is associated with NAFLD independently of obesity and insulin resistance: nationwide surveys (KNHANES 2008-2011). J Hepatol 2015;63:486–93.

36. Lee YH, Kim SU, Song K, et al. Sarcopenia is associated with significant liver fibrosis independently of obesity and insulin resistance in nonalcoholic fatty liver disease: nationwide surveys (KNHANES 2008-2011). Hepatology 2016;63: 776–86.

37. Hashimoto Y, Osaka T, Fukuda T, et al. The relationship between hepatic steatosis and skeletal muscle mass index in men with type 2 diabetes. Endocrinol J 2016; 63:877–84.

38. Petta S, Ciminnisi S, Di Marco V, et al. Sarcopenia is associated with severe liver fibrosis in patients with non-alcoholic fatty liver disease. Aliment Pharmacol Ther 2017;45:510–8.

39. Koo BK, Kim D, Joo SK, et al. Sarcopenia is an independent risk factor for nonalcoholic steatohepatitis and significant fibrosis. J Hepatol 2017;66:123–31.

40. Pan X, Han Y, Zou T, et al. Sarcopenia contributes to the progression of nonalcoholic fatty liver disease- related fibrosis: a meta-analysis. Dig Dis 2018;36: 427–36.

41. Xia MF, Chen LY, Wu L, et al. The PNPLA3 rs738409 C>G variant influences the association between low skeletal muscle mass and NAFLD: the Shanghai Changfeng Study. Aliment Pharmacol Ther 2019;50:684–95.

42. Chung GE, Kim MJ, Yim JY, et al. Sarcopenia is significantly associated with presence and severity of nonalcoholic fatty liver disease. J Obes Metab Syndr 2019; 28:129–38.

43. Buzzetti E, Pinzani M, Tsochatzis EA. The multiple-hit pathogenesis of nonalcoholic fatty liver disease (NAFLD). Metabolism 2016;65:1038–48.

44. Visser M, Deeg DJ, Lips P, Longitudinal Aging Study Amsterdam. Low vitamin D and high parathyroid hormone levels as determinants of loss of muscle strength and muscle mass (sarcopenia): the Longitudinal Aging Study Amsterdam. J Clin Endocrinol Metab 2003;88:5766–72.

45. Targher G, Scorletti E, Mantovani A, et al. Nonalcoholic fatty liver disease and reduced serum vitamin D(3) levels. Metab Syndr Relat Disord 2013;11:217–28.

46. Biessels GJ, Despa F. Cognitive decline and dementia in diabetes mellitus: mechanisms and clinical implications. Nat Rev Endocrinol 2018;14:591–604.

47. Ghareeb DA, Hafez HS, Hussien HM, et al. Non-alcoholic fatty liver induces insulin resistance and metabolic disorders with development of brain damage and dysfunction. Metab Brain Dis 2011;26:253–67.
48. Kim DG, Krenz A, Toussaint LE, et al. Non-alcoholic fatty liver disease induces signs of Alzheimer's disease (AD) in wild-type mice and accelerates pathological signs of AD in an AD model. J Neuroinflammation 2016;13:1.
49. Elliott C, Frith J, Day CP, et al. Functional impairment in alcoholic liver disease and non-alcoholic fatty liver disease is significant and persists over 3 years of follow-up. Dig Dis Sci 2013;58:2383–91.
50. Seo SW, Gottesman RF, Clark JM, et al. Nonalcoholic fatty liver disease is associated with cognitive function in adults. Neurology 2016;86:1136–42.
51. Celikbilek A, Celikbilek M, Bozkurt G. Cognitive assessment of patients with nonalcoholic fatty liver disease. Eur J Gastroenterol Hepatol 2018;30:944–50.
52. Filipović B, Marković O, Duric V, et al. Cognitive changes and brain volume reduction in patients with nonalcoholic fatty liver disease. Can J Gastroenterol Hepatol 2018;2018:9638797.
53. Weinstein G, Zelber-Sagi S, Preis SR, et al. Association of nonalcoholic fatty liver disease with lower brain volume in healthy middle-aged adults in the Framingham Study. JAMA Neurol 2018;75:97–104.
54. VanWagner LB, Terry JG, Chow LS, et al. Nonalcoholic fatty liver disease and measures of early brain health in middle-aged adults: the CARDIA study. Obesity (Silver Spring) 2017;25:642–51.
55. Weinstein G, Davis-Plourde K, Himali JJ, et al. Non-alcoholic fatty liver disease, liver fibrosis score and cognitive function in middle-aged adults: the Framingham Study. Liver Int 2019;39:1713–21.
56. Lonardo A, Nascimbeni F, Mantovani A, et al. Hypertension, diabetes, atherosclerosis and NASH: cause or consequence? J Hepatol 2018;68:335–52.
57. Anstee QM, Mantovani A, Tilg H, et al. Risk of cardiomyopathy and cardiac arrhythmias in patients with nonalcoholic fatty liver disease. Nat Rev Gastroenterol Hepatol 2018;15:425–39.
58. Byrne CD, Targher G. NAFLD: a multisystem disease. J Hepatol 2015;62(1 Suppl):S47–64.
59. Sanyal AJ, Harrison SA, Ratziu V, et al. The natural history of advanced fibrosis due to nonalcoholic steatohepatitis: data from the simtuzumab trials. Hepatology 2019. https://doi.org/10.1002/hep.30664.
60. Loomba R, Adams LA. Editorial: the 20% rule of NASH progression: the natural history of advanced fibrosis and cirrhosis due to NASH. Hepatology 2019. https://doi.org/10.1002/hep.30946.
61. Hui JM, Kench JG, Chitturi S, et al. Long-term outcomes of cirrhosis in nonalcoholic steatohepatitis compared with hepatitis C. Hepatology 2003;38:420–7.
62. Singh S, Allen AM, Wang Z, et al. Fibrosis progression in nonalcoholic fatty liver vs nonalcoholic steatohepatitis: a systematic review and meta-analysis of paired-biopsy studies. Clin Gastroenterol Hepatol 2015;13:643–54.
63. Mantovani A, Targher G. Type 2 diabetes mellitus and risk of hepatocellular carcinoma: spotlight on nonalcoholic fatty liver disease. Ann Transl Med 2017;5:270.
64. Lip GY, Tse HF, Lane DA. Atrial fibrillation. Lancet 2012;379:648–61.
65. Targher G, Mantovani A, Pichiri I, et al. Non-alcoholic fatty liver disease is associated with an increased prevalence of atrial fibrillation in hospitalized patients

with type 2 diabetes. Clin Sci (Lond) 2013;125:301-9.

66. Targher G, Valbusa F, Bonapace S, et al. Non-alcoholic fatty liver disease is associated with an increased incidence of atrial fibrillation in patients with type 2 diabetes. PLoS One 2013;8:e57183.

67. Mantovani A, Dauriz M, Sandri D, et al. Association between non-alcoholic fatty liver disease and risk of atrial fibrillation in adult individuals: an updated meta-analysis. Liver Int 2019;39:758-69.

68. Targher G, Valbusa F, Bonapace S, et al. Association of non-alcoholic fatty liver disease with QTc interval in patients with type 2 diabetes. Nutr Metab Cardiovasc Dis 2014;24:663-9.

69. Hung CS, Tseng PH, Tu CH, et al. Nonalcoholic fatty liver disease is associated with QT prolongation in the general population. J Am Heart Assoc 2015;4: e001820.

70. Mantovani A, Rigamonti A, Bonapace S, et al. Nonalcoholic fatty liver disease is associated with ventricular arrhythmias in patients with type 2 diabetes referred for clinically indicated 24-hour Holter monitoring. Diabetes Care 2016;39: 1416-23.

71. Mantovani A, Rigolon R, Pichiri I, et al. Nonalcoholic fatty liver disease is associated with an increased risk of heart block in hospitalized patients with type 2 diabetes mellitus. PLoS One 2017;12:e0185459.

72. Mantovani A, Pernigo M, Bergamini C, et al. Heart valve calcification in patients with type 2 diabetes and nonalcoholic fatty liver disease. Metabolism 2015;64: 879-87.

73. Markus MR, Baumeister SE, Stritzke J, et al. Hepatic steatosis is associated with aortic valve sclerosis in the general population: the Study of Health in Pomerania (SHIP). Arterioscler Thromb Vasc Biol 2013;33:1690-5.

74. Mantovani A, Pernigo M, Bergamini C, et al. Nonalcoholic fatty liver disease is independently associated with early left ventricular diastolic dysfunction in patients with type 2 diabetes. PLoS One 2015;10:e0135329.

75. Mantovani A. Not all NAFLD patients are the same: we need to find a personalized therapeutic approach. Dig Liver Dis 2019;51:176-7.

76. Raschi E, Mazzotti A, Poluzzi E, et al. Pharmacotherapy of type 2 diabetes in patients with chronic liver disease: focus on nonalcoholic fatty liver disease. Expert Opin Pharmacother 2018;19:1903-14.

77. American Diabetes Association. Pharmacologic approaches to glycemic treatment: standards of medical care in diabetes-2018. Diabetes Care 2018;41: S73-85.

78. Cusi K, Orsak B, Bril F, et al. Long-term pioglitazone treatment for patients with nonalcoholic steatohepatitis and prediabetes or type 2 diabetes mellitus: a randomized trial. Ann Intern Med 2016;165:305-15.

79. Musso G, Cassader M, Paschetta E, et al. Thiazolidinediones and advanced liver fibrosis in nonalcoholic steatohepatitis: a meta-analysis. JAMA Intern Med 2017; 177:633-40.

80. Dormandy JA, Charbonnel B, Eckland DJ, et al, PROactive Investigators. Secondary prevention of macrovascular events in patients with type 2 diabetes in the PROactive Study (PROspective pioglitAzone Clinical Trial in macroVascular Events): a randomised controlled trial. Lancet 2005;366:1279-89.

81. Kernan WN, Viscoli CM, Furie KL, et al, IRIS Trial Investigators. Pioglitazone after

ischemic stroke or transient ischemic attack. N Engl J Med 2016;374:1321–31.
82. Amstrong MJ, Houlihan DD, Rowe IA, et al. Safety and efficacy of liraglutide in patients with type 2 diabetes and elevated liver enzymes: individual patient data meta-analysis of the LEAD program. Aliment Pharmacol Ther 2013;37:234–42.
83. Shao N, Kuang HY, Hao M, et al. Benefits of exenatide on obesity and non-alcoholic fatty liver disease with elevated liver enzymes in patients with type 2 diabetes. Diabetes Metab Res Rev 2014;30:521–9.
84. Armstrong MJ, Gaunt P, Aithal GP, Barton D, Hull D, Parker R, Hazlehurst JM, Guo K, LEAN trial team, Abouda G, Aldersley MA, Stocken D, Gough SC, Tomlinson JW, Brown RM, Hübscher SG, Newsome PN. Liraglutide safety and efficacy in patients with non-alcoholic steatohepatitis (LEAN): a multicentre, double-blind, randomised, placebo-controlled phase 2 study. Lancet 2016;387:679–90.
85. Marso SP, Daniels GH, Brown-Frandsen K, et al, LEADER Steering Committee, LEADER Trial Investigators. Liraglutide and cardiovascular outcomes in type 2 diabetes. N Engl J Med 2016;375:311–22.
86. Kristensen SL, Rørth R, Jhund PS, et al. Cardiovascular, mortality, and kidney outcomes with GLP-1 receptor agonists in patients with type 2 diabetes: a systematic review and meta-analysis of cardiovascular outcome trials. Lancet Diabetes Endocrinol 2019;7:776–85.
87. Cui J, Philo L, Nguyen P, et al. Sitagliptin vs. placebo for non-alcoholic fatty liver disease: a randomized controlled trial. J Hepatol 2016;65:369–76.
88. Hanssen NM, Jandeleit-Dahm KA. Dipeptidyl peptidase-4 inhibitors and cardiovascular and renal disease in type 2 diabetes: what have we learned from the CARMELINA trial? Diab Vasc Dis Res 2019;16:303–9.
89. Katsiki N, Perakakis N, Mantzoros C. Effects of sodium-glucose co-transporter-2 (SGLT2) inhibitors on non-alcoholic fatty liver disease/non-alcoholic steatohepatitis: ex quo et quo vadimus? Metabolism 2019;98:iii–ix.
90. Sumida Y, Yoneda M. Current and future pharmacological therapies for NAFLD/NASH. J Gastroenterol 2018;53:362–76.